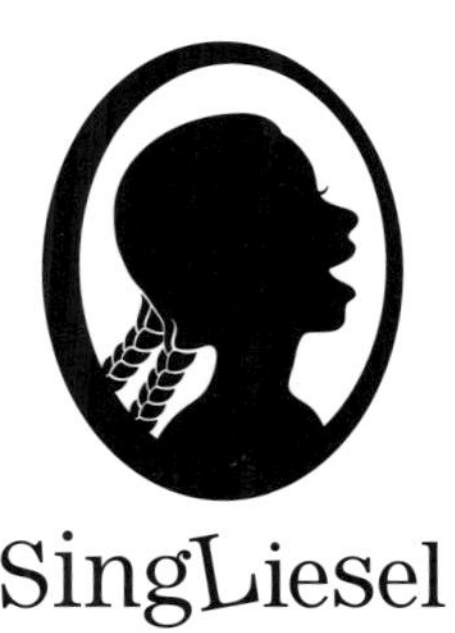

SingLiesel

Impressum:

Druck: FINIDR, Czech Republic
Satz und Umschlaggestaltung: Röser MEDIA GmbH & Co. KG, Karlsruhe
Coverfotos: Silke Voss Fotografie
ISBN 978-3-944360-85-0

2., aktualisierte Auflage

www.singliesel.de

DAS GROSSE PRAXISBUCH

Marion Bär

Handbuch für Betreuungskräfte

Inhalt

Teil I: Ein gutes Leben – (k)eine Frage des Alters? **7**

Teil II: Der Beruf der „Zusätzlichen Betreuungskraft“ **11**

1. Der Auftrag zusätzlicher Betreuungskräfte 11
2. Wie Ihr Beruf entstanden ist 13
3. Betreuen kann nicht jeder 18
4. Betreuung ist Teamarbeit 19
5. Über Grenzen 24

Teil III: Lebens- und Arbeitsort stationäre Pflegeeinrichtung **29**

1. Lebensort Pflegeheim 31
2. Eine kurze Geschichte des Pflegeheims 33
3. Was Sie über den Arbeitsort Pflegeheim wissen sollten 36

Teil IV: Praxis der Betreuung **47**

1. Aktiv sein und „aktiviert werden“ – ein Unterschied? 47
2. Hermes oder die Kunst des Verstehens 51
3. Betreuung ist Beziehungsarbeit 61
4. Biografiearbeit: ja, aber richtig! 74
5. Gut miteinander in Kontakt – auch bei Hindernissen 84

6. Zuhören: eine Kunst, die meistens unterschätzt wird 90
7. Unsere Sinne, das Tor zur Welt: Sensorische Förderung........ 94
8. Richtig motivieren.................................... 101
9. Gut in Kontakt mit Menschen mit Demenz 107
10. Das Bedürfnis nach Sinn: Aktivitäten gestalten 110
11. Kontakte fördern....................................... 119
12. Betreuung am Bett 125
13. Ich geh mal eben schnell ...
Mit dem alten Menschen unterwegs 132
14. Mit herausforderndem Verhalten umgehen 138
15. Gut in Kontakt mit Angehörigen 144
16. Begleitung im Sterbeprozess, Abschied nehmen 153
17. Gut in Kontakt mit alten Menschen
mit Migrationshintergrund 161

Teil V: Typisch Alter!.................................. 167

Literaturverzeichnis 171

I.

Ein gutes Leben – (k)eine Frage des Alters?

Sicher haben Sie auch schon einmal den Spruch gehört: „Alt *werden* wollen alle, aber niemand will alt *sein.*“ Tatsache ist: Wir werden tatsächlich immer älter. Die durchschnittliche Lebenserwartung in Deutschland steigt pro Jahr um drei Monate an. Von den heute geborenen Menschen wird, so sagen die Wissenschaftler, jeder zweite seinen hundertsten Geburtstag feiern können.

Wer alte Menschen begleitet, sei es in der Pflege, der Alltagsbetreuung oder in anderen Bereichen, sollte sich mit seinem Wissen, seinen Vorstellungen, Hoffnungen und Ängsten in Bezug auf das Alter auseinandersetzen, sich klar machen: Aus welchem Blickwinkel schaue ich auf alte Menschen? Was, denke ich, heißt es, „alt“ zu sein? Und wie stehe ich meinem eigenen Älterwerden gegenüber? Denn in punkto „Älterwerden“ sitzen wir alle im gleichen Boot. Und was wir über das Alter denken, beeinflusst unseren Umgang mit alten Menschen.

Obwohl doch das Altern schon mit dem Auf-die-Welt-Kommen beginnt, machen wir uns über weite Strecken unseres Lebens keine Gedanken darüber. Aber irgendwann kommt vermutlich für jede und jeden der Moment, in dem auffällt: Hoppla, ich werde älter.

- Hilfe, ich werde dreißig! Menschen in diesem Alter kamen mir früher immer uralt vor.
- Die Leute auf Partys werden irgendwie immer jünger …

- Jetzt komme ich um eine Lesebrille nicht mehr herum …
- Die heute gerade Volljährigen könnten schon meine Kinder sein!

Und irgendwann werden wir alle Mitglied einer Gruppe sein – oder sind es bereits –, die als „ältere Menschen“ oder „Senioren“ bezeichnet werden. Das „höhere Erwachsenenalter“, wie es in der Wissenschaft vornehm heißt, hat sich in den letzten hundert Jahren erheblich verändert. Das wird Ihnen ins Auge fallen, wenn Sie Fotografien Ihrer Großeltern zur Hand nehmen. Meistens hat man den Eindruck, dass die vorhergehenden Generationen älter aussehen als Gleichaltrige heute. Klar ist: Medizinischer Fortschritt, bessere Bildungsmöglichkeiten und weniger schwere Arbeit haben dazu geführt, dass es uns im Alter heute vergleichsweise gut geht. Noch nie haben Menschen im Durchschnitt so viele gesunde Jahre zur Verfügung gehabt wie heute. Das ist ein Segen, den wir uns von Zeit zu Zeit bewusst machen sollten.

Wann das Alter beginnt, dafür gibt es keine klare Grenze. Auch nicht, ab wann ein alter Mensch auf Hilfestellungen angewiesen ist. In der Regel hofft jeder Mensch, bis zum Schluss fit und selbstständig zu sein. Aber die Zahlen sprechen eine andere Sprache: Jenseits der 80 nehmen die Kräfte ab, Krankheiten mehren sich, der Radius wird enger, der Mensch muss mit körperlichen und geistigen Einschränkungen rechnen. Wenn diese eintreten, ist man mehr und mehr auf Hilfe angewiesen. Kaum ein Mensch zieht aus anderen Gründen in eine Pflegeeinrichtung, fast immer ist dieser Schritt damit verbunden, dass der Betreffende seinen Alltag nicht mehr alleine meistern kann.

Aber Hilfe brauchen und Hilfe annehmen sind zwei verschiedene Paar Stiefel. Oftmals sehen es die Mitmenschen viel früher, dass jemand alleine nicht mehr klarkommt. Der alte Mensch selbst wehrt sich aber mit Händen und Füßen gegen die Unterstützung, wird sogar misstrauisch oder aggressiv – da können die Hilfsangebote noch so gut gemeint sein. Jeder, der alte Menschen betreut, sollte sich deshalb vor Augen führen, was es bedeutet, nach einem Leben voll Unabhängigkeit im Alter Hilfe zu brauchen.

Es ist nicht verwunderlich, wenn es eine Weile dauert, bis diese neue Lebensphase „angenommen" ist, bis sich das Leben, in dem man auf Hilfe angewiesen ist, eingependelt hat. Oftmals ist es gerade für Angehörige und nahestehende Menschen besonders schwierig, diese Phase zu begleiten. Mit den Betreuungsassistenten stehen heute weitere gute Möglichkeiten zur Verfügung, dass alte Menschen genau da aufgefangen werden, wo sie es brauchen. Es ist durchaus möglich, dass auch Menschen im hohen Alter trotz gesundheitlicher Einschränkungen den Lebensmut nicht verlieren und zufrieden mit ihrem Dasein sind. Auch dafür gibt es glücklicherweise zahlreiche Beispiele. Viele Betreuungskräfte erzählen, dass solche Erfahrungen sie persönlich sehr bereichern.

Für Würde und Zufriedenheit im Alter sind also zweifelsohne auch die anderen gefragt, und mit diesem Buch möchten wir den Beitrag, den insbesondere die Betreuungskräfte dazu leisten, unterstützen.

II.
Der Beruf „Zusätzliche Betreuungskraft"

1. Der Auftrag zusätzlicher Betreuungskräfte

Jemanden betreuen heißt, für ihn sorgen, ihn vorübergehend in seiner Obhut haben. So beschreibt es der Duden. In Wikipedia findet sich dazu die Ergänzung: jemanden versorgen, beaufsichtigen und sich um dessen Belange kümmern, da diese Person dies selbst nicht (mehr) kann. Meistens steht der Begriff Betreuung nicht allein, sondern enthält einen Zusatz, auf was sich die Sorge besonders bezieht: So gibt es die gesetzliche Betreuung (wenn ein Mensch zur Abwicklung seiner Rechtsgeschäfte einen Beistand hat). Außerdem spricht man von ärztlicher Betreuung, pflegerischer Betreuung usw. Das Tätigkeitsfeld zusätzlicher Betreuungskräfte kann man als „psychosoziale Betreuung" beschreiben. Worum es dabei geht, soll im folgenden Kapitel beschrieben werden.

Warum „zusätzliche" Betreuung? Dieser Namenszusatz soll klarstellen, dass Sie als Pflegekraft für einen ganz bestimmten Aufgabenbereich da sind. Es geht nicht darum, dass das Pflegeheim einfach mehr Personal erhält, um seine schon bisher finanzierten Aufgaben besser wahrnehmen zu können, sondern der Gesetzgeber möchte den Menschen im Pflegeheim etwas ermöglichen, wofür es lange Zeit keine Finanzierung gab: eine zusätzliche Begleitung. In den Pflegeeinrichtungen selbst haben zusätzliche Betreuungskräfte oft andere Namen, zum Beispiel *Alltagsbegleiter* oder *Präsenzkraft*.

Zusätzliche Betreuungskräfte erfüllen einen Auftrag, der in der sogenannten GKV-Richtlinie vom Gesetzgeber genauer beschrieben wird. Zur Zielsetzung steht in § 1 (der Richtlinie nach § 53b des Sozialgesetzbuches XI): „Ihnen (den Pflegebedürftigen) soll durch mehr Zuwendung, zusätzliche Betreuung und Aktivierung eine höhere Wertschätzung entgegengebracht, mehr Austausch mit anderen Menschen und mehr Teilhabe am Leben in der Gemeinschaft ermöglicht werden." In der Zielsetzung wird betont, dass diese Aufgaben „in enger Kooperation und fachlicher Absprache mit den Pflegekräften und den Pflegeteams" stattfinden soll, und es findet sich auch die Klarstellung: „Zusätzliche Betreuungskräfte sind keine Pflegekräfte."

Immer wieder passiert es, dass Betreuungskräfte zu Aufgaben herangezogen werden, die nicht ihrem Auftrag entsprechen. Dass es in der Praxis allerdings oft gar nicht so leicht ist, Betreuungsaufgaben von Pflegeaufgaben abzugrenzen, zeigt folgendes Beispiel: Eine Betreuungskraft, die früher in der Pflege tätig war, sagt: „Wenn jemand in meiner Gruppe auf Toilette muss, gehe ich mit ihm. Dann lasse ich ihn nicht warten, bis jemand vom Wohnbereich kommt. Das kann ja dauern! Ich will nicht, dass die alten Damen und Herren auf glühenden Kohlen sitzen müssen."

In der Richtlinie steht zu dem Problem der Abgrenzung: „ Zu den Aufgaben der zusätzlichen Betreuungskräfte gehören auch die Hilfen, die bei der Durchführung ihrer Betreuungs- und Aktivierungstätigkeiten unaufschiebbar und unmittelbar erforderlich sind, wenn eine Pflegekraft nicht rechtzeitig zur Verfügung steht. Zusätzliche Betreuungskräfte dürfen weder regelmäßig noch planmäßig in körperbezogene Pflegemaßnahmen sowie hauswirtschaftliche Tätigkeiten eingebunden werden." Wenn Sie also regelmäßig und selbstverständlich zu solchen Aufgaben herangezogen werden, ist das nicht in Ordnung. Und in diesem Fall dürfen Sie Ihre Vorgesetzten ruhig daran erinnern.

2. Wie Ihr Beruf entstanden ist

Wie alles begann

Sie gehören einer jungen Berufsgruppe an: Zusätzliche Betreuungskräfte gibt es erst seit 2009. Auch davor schon haben viele Einrichtungen sich bemüht, ihren Bewohnern über die Grundpflege hinaus Begleitung im Alltag zu ermöglichen. Gruppenangebote zur Alltagsgestaltung hat es ebenfalls schon gegeben. Nur: Diese Tätigkeiten wurden von der Pflegeversicherung nicht bezahlt. Die Einrichtung musste sich die Mittel irgendwie „aus den Rippen schneiden". Warum? Und wie kam es dazu, dass es Ihre Berufsgruppe inzwischen doch gibt? Hierzu ist es notwendig, etwas über die Entwicklung der Pflegeversicherung zu erzählen.

Die Pflegeversicherung

Wer pflegebedürftig wird, hat viele Kosten zu tragen für all die Hilfen, die er braucht. Bis in die 90er-Jahre hinein musste der betroffene Mensch diese Kosten komplett aus eigener Tasche bezahlen. Wer dies nicht konnte, wurde vom Staat mit Sozialhilfe unterstützt. Man kann sich vorstellen, dass für eine mehrjährige schwere Pflegebedürftigkeit auch ein größeres Vermögen draufgehen konnte. Da die Bevölkerung immer älter wird, hat es so eine wachsende Zahl von Sozialhilfeempfängern gegeben. Deshalb hat der Gesetzgeber beschlossen, das Risiko der Pflegebedürftigkeit abzusichern, ähnlich wie wir es schon von der Krankenversicherung kannten.

1995 trat das Pflegeversicherungsgesetz in Kraft. Die Pflegeversicherung ist an die Krankenkassen angegliedert: Jeder Versicherte zahlt zusammen mit einem Krankenkassenbeitrag auch einen Beitrag in die Pflegekasse ein.

Diese neue Versicherung ist ein enormer Fortschritt. Seither erhalten nicht nur pflegebedürftige Menschen einen Zuschuss zu ihren Kosten, sondern die ganze Versorgungslandschaft aus Pflegediensten, Hauswirtschaftshilfen, Pflegeeinrichtungen und anderen Dienstleistern hat sich enorm entwickelt. Denn die Pflegeversicherung bezahlt nicht nur, sie kontrolliert auch. Wer über sie abrechnen will, muss nachweisen, dass er eine gute Arbeit macht.

Allerdings: Die Pflegeversicherung funktioniert wie die Teilkaskoversicherung beim Auto. Sie deckt nicht alle Kosten ab. Andernfalls müssten wir noch viel mehr an Beiträgen einzahlen. Es ist klar festgelegt, was bezahlt wird und wie viel Geld jemand – abhängig vom Grad seiner Einschränkungen – bekommt. Pflegebedürftigkeit wurde im ursprünglichen Gesetz von 1995 in erster Linie so verstanden, dass die Person dauerhaft oder längerfristig Hilfebedarf bei der Körperpflege, bei der Ernährung, der Mobilität und beim Führen des Haushalts haben musste, wobei Einschränkungen in der Körperpflege höher bewertet wurden als die übrigen Bereiche.

Wenn Sie an die Menschen denken, die Sie betreuen, fällt es Ihnen wahrscheinlich schon auf: Da fehlt doch was! Was ist mit Alltagsstrukturierung, Hilfen zur Kommunikation, Hilfen, um am sozialen Leben teilzuhaben, für all diejenigen, die das nicht mehr alleine können? Tatsächlich stand die Pflegeversicherung von Anfang an in der Kritik, dass sie ungerecht sei und den tatsächlichen Hilfebedarf von Menschen nicht gut berücksichtigen würde.

In ihrer mittlerweile über 20-jährigen Geschichte hat die Pflegeversicherung deshalb schon viele Reformen durchlaufen. Aber erst Anfang 2017 ist der entscheidende Schritt gemacht worden: Seither gibt es einen neuen Pflegebedürftigkeitsbegriff, bei dem nicht mehr der rein körperliche Unterstützungsbedarf, sondern Einschränkungen der Selbstständigkeit im Mittelpunkt stehen. Es werden dabei beispielsweise auch kognitive (geistige) und kommunikative Fähigkeiten und die Gestaltung des Alltagslebens einbezogen.

Nach wie vor gilt aber: Gesetzliches Verständnis von Pflegebedürftigkeit ist nicht das Gleiche wie die vom Betroffenen und seiner Familie erlebte Pflegebedürftigkeit. Oft sind Menschen frustriert, weil sie den Eindruck haben, ihr tatsächlicher Hilfebedarf wird von der Pflegekasse nicht genügend anerkannt. Wir dürfen gespannt sein, in welcher Weise sich die Pflegeversicherung in den nächsten Jahren weiterentwickelt.

Die Einführung der zusätzlichen Betreuungskräfte

Im alten Pflegebedürftigkeitsbegriff wurde eine Personengruppe besonders stiefmütterlich behandelt: Menschen mit Demenz und anderen Erkrankungen, die die Alltagskompetenz einschränken. Das Problem: Betroffene Menschen haben zwar lange Zeit keine Schwierigkeiten mit der Körperpflege und bleiben mobil, aber sie benötigen recht früh jemanden, der sie im Alltag unterstützt, auf sie achtet, ihnen hilft, die aus den Fugen geratene Welt zu ordnen. Das ist eine Aufgabe, die viel Geschick und oft auch viel Kraft kostet. Man kann sie nicht unbezahlt „nebenbei" erbringen. Und die Zahl der Menschen mit Demenz in Pflegeheimen wuchs enorm an: Heute haben rund 67 % der Bewohner von Pflegeheimen demenzielle Symptome.[1] Eine angemessene Betreuung dieser Personen ist ohne zusätzliche Begleitung im Alltag nicht möglich. Das hat schließlich auch der Gesetzgeber eingesehen.

Ab 2009 hatten Pflegeheimbetreiber die Möglichkeit, für ganz bestimmte Bewohner „mit erheblichem allgemeinem Beaufsichtigungs- und Betreuungsbedarf“ zusätzliche Betreuungskräfte einzustellen und die Kosten der Pflegekasse in Rechnung zu stellen. Der bundesweite Verband der Krankenkassen (der sog. GKV-Spitzenverband) hat eine Richtlinie verabschiedet, die die Aufgaben der neuen Berufsgruppe beschreibt und die außerdem festgelegt, welche Voraussetzungen die Mitarbeiter mitbringen sollten und wie ihre Aus- und Fortbildung gestaltet werden muss.

Dies war die Geburtsstunde Ihres Berufs. Am Anfang durften Sie ausschließlich in stationären Pflegeeinrichtungen arbeiten. Seit 2013 können Sie auch in Tages- und Nachtpflegeeinrichtungen tätig sein. Das Jahr 2015 war ein weiterer Meilenstein. Damals trat wieder eine Reform in Kraft.[2] Seit dieser Zeit steht Ihre Tätigkeit allen pflegebedürftigen Bewohnern und Pflegegästen offen. Außerdem haben seither auch Sie Anspruch auf den Pflege-Mindestlohn. Und schließlich wurde der Betreuungsschlüssel verbessert: Wurde vorher für 24 betreute Menschen eine Vollzeitkraft vorgesehen, liegt das Verhältnis jetzt bei 1 zu 20. Anfang 2017 hat der Gesetzgeber endgültig festgelegt, dass alle pflegebedürftigen Menschen in stationären Pflegeeinrichtungen Anspruch auf eine zusätzliche Betreuung haben.

---

1 Schäufele et al., 2013

2 Das Pflegestärkungsgesetz I

Darüber hinaus sind Betreuungskräfte auch mehr in der häuslichen Begleitung von alten Menschen tätig.
Das IGES-Institut ist ein renommiertes unabhängiges, privatwirtschaftliches Forschungs- und Beratungsinstitut für Infrastrukturfragen. 2011 hat das IGES-Institut eine Untersuchung durchgeführt, um Informationen über die Gruppe der zusätzlichen Betreuungskräfte zu gewinnen und die GKV-Richtlinie zu überprüfen.[3] Sie fanden heraus:

- 92 % sind weiblich und überwiegend 45 Jahre oder älter. Sie bringen also schon einiges an Lebenserfahrung in den Beruf ein.
- Viele kommen aus sogenannten „dienstleistungsnahen Sektoren" (dazu zählen beispielsweise Einzelhandelskauffrau oder Friseurin) und geben als Motivation für den neuen Beruf an, mehr mit Menschen arbeiten zu wollen.
- Mehr als die Hälfte ihrer Tätigkeit nutzen sie für Gruppenangebote, aber auch die Einzelbetreuung wird als wichtig eingeschätzt.
- Die neuen Betreuungskräfte sind überwiegend zufrieden mit ihrem Beruf und fühlen sich mehrheitlich von den anderen Berufsgruppen respektiert.
- Vonseiten der Pflege, die ebenfalls befragt wurde, wird die neue Berufsgruppe als Bereicherung und Entlastung wahrgenommen. Das Wohlbefinden der Bewohner habe sich durch die neue Berufsgruppe spürbar verbessert.

Nach dem Willen des Gesetzgebers soll die neue Berufsgruppe weiter wachsen. Die zusätzlichen Betreuungskräfte sind aus dem Alltag pflegebedürftiger Menschen in Pflegeeinrichtungen nicht mehr wegzudenken.

3 Schwinger & Geerdes, 2011

3. Betreuen kann nicht jeder

Die zusätzliche Betreuung ist eine professionelle Tätigkeit. Doch wie jede neue Berufsgruppe haben es auch die zusätzlichen Betreuungskräfte mitunter nicht leicht, in ihrer Professionalität anerkannt zu werden. Manchmal berichten Mitarbeiter, dass ihnen suggeriert werde, ihre Tätigkeit sei ja eigentlich keine „richtige“ Arbeit, sondern so etwas wie das „Sahnehäubchen“ der Versorgung, was wenig Mühe mache und von jedem ausgeführt werden könne, der halbwegs gut mit Menschen umgehen könne.

Was unterscheidet Ihre Tätigkeit von der ehrenamtlich engagierter Menschen, die in Ihrer Einrichtung möglicherweise ebenfalls in der Alltagsbegleitung arbeiten? Klar:

- Sie haben ein Praktikum und eine Ausbildung von mindestens 160 Stunden absolviert, und Ihr Arbeitgeber ist verpflichtet, Ihnen zur Entwicklung Ihrer Kompetenzen eine jährliche Fortbildung zukommen zu lassen.
- Sie müssen Ihre Tätigkeit planen und dokumentieren.
- Sie haben eine höhere Verantwortung für das Wohl der Menschen, die Sie betreuen.
- Sie haben einen Arbeitsvertrag und werden für Ihre Tätigkeit bezahlt.

Neben diesen formalen Dingen ist es oft gar nicht so leicht, in Worte zu fassen, was das „Professionelle“ bei der zusätzlichen Betreuung ist. Der Erfolg Ihrer Arbeit hängt nämlich weniger von bestimmten Techniken ab, die man sachgerecht anwendet (wie beispielsweise in der Pflege die Ganzkörperwaschung oder das Anlegen eines Katheters), sondern von Schlüsselfähigkeiten: Empathie, kommunikative Fähigkeiten und Kreativität. Diese Fähigkeiten haben auch viele Menschen ohne Ihre Ausbildung. Deshalb herrscht oft der Irrglaube, solche Fähigkeiten hätten nichts mit Professionalität zu tun.

Aber das stimmt nicht. Denn im Gegensatz zum Alltag werden diese Fähigkeiten bewusst und mit einem bestimmten Ziel eingesetzt: das Wohlbefinden der betreuten Menschen zu verbessern.

Außerdem sollten zusätzliche Betreuungskräfte in der Lage sein, ihr eigenes Tun immer wieder auch kritisch zu überprüfen: Wo erreiche ich meine Ziele, wo nicht? Wen „meiner" Bewohner kann ich gut erreichen, wen nicht? Gelingt es mir, die Individualität der alten Menschen wahrzunehmen? Schaffe ich die Balance zwischen Nähe und Distanz? Gelingt es mir, meine Zeit so einzuteilen, dass ich den Menschen, für die ich zuständig bin, möglichst gerecht werde? Wo habe ich Handlungsspielräume, und wo sind mir die Hände gebunden, auch wenn ich manches gern verändern würde? Dass ich mir in regelmäßigen Abständen solche und andere Fragen stelle, auch im Gespräch mit anderen, von denen ich mir Feedback hole – das gehört zum professionellen Arbeiten dazu. Nicht immer fällt das leicht, besonders dann, wenn ich mir auch mal eine kritische Rückmeldung anhören muss. Aber es hilft mir, in meiner Arbeit immer besser zu werden.

4. Betreuung ist Teamarbeit

In der Richtlinie steht es deutlich: Zusätzliche Betreuungskräfte sollen in enger Abstimmung mit der Pflege arbeiten, damit keine „Versorgungsbrüche" entstehen. Solche Versorgungsbrüche haben Sie in der Arbeit vielleicht schon erlebt: Bestimmte Tätigkeiten sind nicht zuverlässig geregelt und fallen regelmäßig unter den Tisch, weil jeder meint, die andere Berufsgruppe sei „zuständig". Leidtragender ist in der Regel der Bewohner. Dazu sollte es also tunlichst nicht kommen.

In der Praxis ist die Zusammenarbeit zwischen Pflege und zusätzlicher Betreuung unterschiedlich organisiert. Manchmal ist eine einzelne Betreuungskraft einem Pflegeteam zugeordnet, manchmal gibt es aber auch unabhängig davon noch ein eigenes Betreuungsteam.

Wie auch immer: Ohne Teamarbeit geht es nicht. Manche Menschen sind hier Naturtalente, andere müssen es erst lernen. Alles, was nicht miteinander, sondern gegeneinander geht, verbraucht Zeit, Kraft und Nerven – Ressourcen, die niemand zu verschenken hat.

Wenn man im Team arbeitet, wirkt sich die Haltung und Stimmung Einzelner auf das Team aus. Jedes Team hat seine eigene Dynamik. Zeitweilig läuft es rund, dann gibt es eine Veränderung und alles kommt aus dem Takt. Ein gutes Miteinander im Team ist ein sensibles Gleichgewicht, das sich nicht immer von selbst findet. Wenn es „klemmt", sollte es idealerweise eine Teamsupervision geben, in der die Probleme zur Sprache gebracht und Lösungen gefunden werden können. In der Praxis findet das leider viel zu selten statt. Und so schwelen Konflikte manchmal über lange Zeit, und jeder leidet darunter. Es kann dann hilfreich sein, wenn jemand den Mut findet, das Schweigen zu durchbrechen. Zum Beispiel, indem man den eigenen Eindruck von der momentanen Situation formuliert und dazu anregt, bestimmte Dinge im Team zu klären.

Teamarbeit zwischen verschiedenen Berufsgruppen

In Ihrem Arbeitsfeld gibt es aber noch eine Besonderheit: Die Teamarbeit geht über Berufsgrenzen hinweg. Überall in der Arbeitswelt, wo in „multiprofessionellen" Teams gearbeitet wird, muss besonders auf die Zusammenarbeit geachtet werden, weil jede Berufsgruppe ihre eigene „Logik" und ihre eigene Sicht auf das hat, für was sie und für was die andere Berufsgruppe verantwortlich ist. Insbesondere die Zusammenarbeit zwischen Pflege und zusätzlicher Betreuung ist nicht immer einfach. Und das liegt nicht einmal an einzelnen Mitarbeitenden, sondern schon an der vom Gesetzgeber gewollten Aufgabenteilung an sich. Warum? Hierfür gibt es mehrere Gründe:

- Es gab eine Zeit, da gehörte der Bereich „Alltagsbegleitung“ ganz klar ins Aufgabengebiet der Altenpflege. Bis heute haben Auszubildende der Pflege das Fach „Aktivierung“. Nicht alle Pflegekräfte lieben dieses Fach. Aber ich treffe doch auch immer wieder Pflegende, die mir sagen: Warum dürfen wir das nicht mehr tun? Warum sollen wir nur noch für den „Rest“ verantwortlich sein?
- Die Pflege hat teilweise sehr genaue gesetzliche Vorgaben, wie sie ihre Arbeit zu machen hat. Zusätzliche Betreuungskräfte haben hier mehr Freiheiten.
- Sie können sich auf das unmittelbare Wohlbefinden der alten Menschen konzentrieren. Die Pflegekräfte haben teilweise Aufgaben, die auch der Gesundheit und Lebensqualität dienen, aber von den alten Menschen nicht immer so gesehen werden. Beispiel: Herr B., der bei der Morgenpflege der Mitarbeiterin den Waschlappen ins Gesicht wirft, sitzt später vielleicht freudestrahlend bei Ihnen in der Morgenrunde und erzählt von früher.

Was für Konsequenzen kann das haben? Auf Seiten der Pflegekräfte das Gefühl: „Wir machen die Knochenarbeit, die zusätzlichen Betreuungskräfte fahren die Ernte ein.“ Wir die „Pflicht“, ihr die „Kür“. Und: Pflegekräfte und zusätzliche Betreuungskräfte haben teilweise ganz verschiedene Bilder von demselben Bewohner vor Augen. Wenn Sie bei der Übergabe berichten, wie wohl sich Herr B. wieder gefühlt hat, denkt sich die Kollegin von der Pflege vielleicht: Das kann gar nicht sein, so wie Herr B. sich heute Morgen aufgeführt hat!

Diese Ausgangsbedingungen sorgen immer mal wieder für Konfliktstoff. Aber dafür ist nicht grundsätzlich eine der beiden Berufsgruppen verantwortlich, das liegt in der Natur der Sache, da der Gesetzgeber die Trennung der Bereiche „Pflege“ und „Betreuung“ vorsieht. Im Übrigen: Nicht nur die Pflege, auch Ihr Beruf hat seine Herausforderungen und typischen Problemsituationen! Es geht also darum, mit der Aufgabenteilung zwischen Pflege und Betreuung konstruktiv umzugehen. Wie geht das?

Wichtig ist eine klare und von allen mitgetragene Aufgabenteilung. Auch wenn es Ihnen nach langen Berufsjahren vielleicht auf die Nerven geht: Es ist völlig normal, dass diese Aufteilung immer wieder neu geklärt und verhandelt werden muss. An den sogenannten „Schnittstellen“, also bei den Arbeiten, bei denen die Verantwortungsbereiche der Berufsgruppen aneinanderstoßen, herrscht immer eine gewisse Dynamik, je nach Bewohnerschaft und Zusammensetzung der Mitarbeiter.

Es ist auch normal, dass die einzelnen Berufsgruppen bei der Aushandlung eigene Interessen haben. Die Kollegen aus der Pflege möchten vielleicht Entlastung, wenn sie Ihnen möglichst viele Bewohner in die Betreuungsgruppe bringen. Sie wiederum möchten Ihre Angebote nach den Bedürfnissen der Bewohner ausrichten und nicht nach dem Motto „möglichst viele beschäftigen“. Es geht darum, zu schauen, wie man einander entgegenkommen kann.

Dazu ist es wichtig, jeweils auch mal „die Schuhe zu tauschen“ und die Situation aus der Perspektive der anderen Berufsgruppe wahrzunehmen. Da kann es sein, dass Sie den Eindruck haben, Ihre Arbeitsbedingungen werden von den Kollegen aus der Pflege weniger gut verstanden als umgekehrt, denn diese sind natürlich die zahlenmäßig viel größere Berufsgruppe. Aber denken Sie auch immer wieder daran: Woher sollen die Kollegen von Ihrem Berufsalltag und den da auftretenden Herausforderungen wissen, wenn nicht von Ihnen?

Wichtig ist auch, sich immer wieder klarzumachen, dass Sie alle gemeinsam für dasselbe Ziel arbeiten. Es geht darum, den alten Menschen in der letzten Phase ein gutes Leben zu ermöglichen. Jede Berufsgruppe trägt ihren Teil dazu bei. Und keine Berufsgruppe kann das Ziel alleine erreichen.

Im Idealfall ist es die Teamleitung, die all die eben genannten Dinge im Blick hat, sie anspricht und gezielt fördert. Im Idealfall gibt es auch Teambesprechungen, an denen alle Berufsgruppen teilnehmen, bei denen sie gemeinsam über die Zusammenarbeit sprechen und schauen: Wo läuft es gut? Was könnte besser sein? Leider passiert das im Praxisalltag aber häufig nicht, die Teamarbeit treibt dann ungesteuert vor sich hin.

Sie können die Aufgaben der Leitung nicht übernehmen. Aber Sie können für sich selbst eine teamorientierte Haltung bewahren, indem Sie Folgendes vermeiden:

- das Abgleiten in eine grundsätzliche Negativ-Haltung; die führt dazu, dass man nicht mehr miteinander, sondern hinter vorgehaltener Hand übereinander spricht („*die* wollen doch nur …“, „*die* sind mal wieder…“)
- das Abgleiten in die Sprachlosigkeit
- das Abgleiten in unsachliche, abwertende Kommunikation.

Bewahren Sie sich eine offene, kooperative Haltung. Mit dieser im Rücken werden Ihnen auch immer wieder Dinge auffallen, die Sie bei Kollegen der anderen Berufsgruppe (sei es Pflege, sei es Hauswirtschaft) gut finden. In diesem Fall kostet es nichts, das ab und zu in Worte zu fassen. Wertschätzung wird oft wie ein knappes Gut gehandelt, mit dem man sparsam umgehen muss. Aber es gibt in dem, was Sie alle – berufsgruppenübergreifend – tagtäglich leisten, genug, was ein positives Feedback wert ist! Wenn Sie sich gegenseitig diese Wertschätzung kommunizieren, trägt das auch zum guten Miteinander bei. Und wer mir ein positives Feedback gibt, von dem nehme ich in anderen Situationen auch leichter Kritik an.

5. Über Grenzen

An Grenzen zu stoßen, gehört in jeder Arbeit zu den normalen Erfahrungen. Wer im sozialen Bereich tätig ist, ist oft besonders motiviert, solche Grenzen nicht einfach hinzunehmen: Man will für die Personen, um die man sich kümmert, noch etwas mehr, noch etwas Besseres erreichen. Im einen Fall gelingt das, im anderen ist es irgendwann notwendig zu akzeptieren, dass manche Dinge nicht in der eigenen Macht liegen.

Äußere Grenzen

Die bekannteste und oft thematisierte Grenze, an die Sie stoßen werden, ist die der Zeit: keine Zeit, um auf all die Bedürfnisse eingehen zu können, die Sie bei den alten Menschen wahrnehmen.
Auch die Rahmenbedingungen, die Ihnen vorgegeben sind, können Ihre Arbeit begrenzen: Vielleicht wollen Sie die Betreuungsgruppen verkleinern,

um besser auf die Bedürfnisse Einzelner einzugehen. Vielleicht möchten Sie die Einzelbetreuung ausweiten, aber Ihr Vorgesetzter sagt Ihnen: Das ist nicht möglich, denn wir sind verpflichtet, einer größeren Anzahl von alten Menschen ein Betreuungsangebot zu machen. An manchen Grenzen kann und sollte man immer wieder arbeiten: Durch gute Zeiteinteilung gelingt es Ihnen besser, den alten Menschen gerecht zu werden. Vielleicht können Sie Ihren Arbeitgeber sogar überzeugen, dass eine kleinere Betreuungsgruppe zu viel mehr Zufriedenheit führt als eine Großgruppe, in der die einzelnen Menschen untergehen. Aber manche Grenzen bleiben. Denn letztlich ist auch das, was die Gesellschaft für die Betreuung alter Menschen zu investieren bereit ist, eine Grenze. Mehr als das kann auch Ihr Arbeitgeber nicht ermöglichen.

Auch auf Seiten des Bewohners erleben Sie Grenzen: So gerne würden Sie Frau K. dazu bewegen, mal wieder mit nach draußen zu kommen. Sie sind überzeugt, dass Frau K. am neuen Garten ihre Freude hätte. Aber Frau K. schüttelt nur immer wieder traurig den Kopf und erklärt Ihnen: Das ist vorbei, das kann ich nicht mehr. Grenzen erleben Sie auch da, wo vor Ihren Augen die Kräfte eines Menschen nachlassen und er schließlich stirbt.
An diesen Punkten stellt sich die Frage: Wie kann ich mit den Grenzen umgehen? Das ist ein größeres Thema. Hier ein paar Anregungen:

- Ich muss akzeptieren, dass es diese Grenzen gibt. Denn die Möglichkeiten des Engagements sind unerschöpflich, es ließe sich immer noch mehr finden, was ich zum Wohle der alten Menschen tun könnte.
- Ich achte auf die Spielräume innerhalb meiner Grenzen. Eine Falle, die ich bei Fortbildungsteilnehmenden immer wieder erlebe, ist die Alles-oder-nichts-Haltung. Die Teilnehmenden sagen mir: Wir können nichts umsetzen, wir haben keine Zeit. Bei genauerem Hinsehen zeigt sich dann, dass doch eine Menge guter Dinge umgesetzt werden. Bloß:

Das sehen die Mitarbeitenden nicht mehr. Alles, was sie sehen, ist eine riesengroße Wand und dahinter all das, was sie gerne auch noch tun würden. In einem solchen Fall kann es hilfreich sein, sich einmal klarzumachen, was den alten Menschen alles entginge, wenn Sie morgen nicht mehr da wären. Ich bin sicher: Sie werden auf viele Dinge kommen, die die alten Menschen nicht mehr missen wollten. Würdigen Sie das von Zeit zu Zeit.

Allerdings: Es gibt auch schlechte Arbeitsbedingungen in schlecht geführten Pflegeeinrichtungen. In solchen Fällen sollten Sie sich die Dinge nicht schönreden, sondern sich überlegen, ob Sie nicht einen anderen Arbeitsplatz suchen können.

Ihre eigenen Grenzen

Die Pflege und Betreuung alter Menschen ist ein anspruchsvoller Beruf, der Freude macht, bei dem man aber auch Belastungen ausgesetzt ist. Wenn Mitarbeitende auf Dauer davon krank werden, liegt das nicht immer nur an „den Verhältnissen", sondern oft auch an der fehlenden Kompetenz, achtsam mit sich selbst umzugehen. Wenn Sie in der Arbeit an eigene Grenzen kommen – können Sie sich das eingestehen, ohne ein schlechtes Gewissen zu bekommen? Haben Sie das Gefühl, solche Dinge auch im Team ansprechen zu können? Es gibt Mitarbeitende und Vorgesetzte, die offen vertreten: „Schwäche gibt's nicht. Was dich nicht umbringt, macht dich stark!"

Nicht selten sind es diejenigen, die dann eines Tages krankgeschrieben sind auf unbestimmte Zeit … Wenn Ihnen im Team ein derartiger „Heldenopfergeist" entgegenschlägt, machen Sie sich bewusst, dass das kein guter Stil und schlichtweg unprofessionell ist. Sie haben die Möglichkeit, zunächst für sich persönlich, einen besseren Stil zu entwickeln; sich ganz bewusst immer mal wieder die drei Fragen zu stellen:

- Was fällt mir schwer?
- Wo fehlen mir Kenntnisse?
- Habe ich noch genug Kraft?

Man kann etwas tun. Kenntnisse kann man durch Fortbildung erwerben. Es ist auch eine Frage der Formulierung, denn es kommt anders an, wenn Sie sagen: „Ich kann das nicht“, als wenn Sie sagen: „Das will ich besser können!“ Mit den eigenen Kräften besser hauszuhalten, kann man ebenfalls lernen. Dafür gibt es viele Angebote. In den Gesundheits- und sozialen Berufen finden sich viele Menschen, die auf bewundernswerte Weise bereit sind, sich für das Wohlergehen anderer einzusetzen. Um das ein Leben lang zu können, muss jeder auch sein eigenes Wohlergehen im Blick haben. Wenn Ihr Reservoir an Schaffenskraft zur Neige geht und Sie nicht dafür sorgen, dass es wieder aufgefüllt wird, dann fühlen Sie sich über kurz oder lang wie eine ausgepresste Zitrone. Und wenn es erst einmal so weit gekommen ist, werden Sie es schwer haben, weiterhin Empathie für die von Ihnen betreuten Menschen aufzubringen.

Im Idealfall passiert dieses Auffüllen der Kraftressourcen nicht nur beim ersehnten Jahresurlaub, sondern immer wieder auch im Alltag. Das ist ebenso Teil von Professionalität! Deshalb sollte sich jeder auch diese Frage stellen: Was tut mir gut? Mit welchen Menschen kann ich gut über meine Situation sprechen? – Und dann bewusst Dinge tun, die guttun, und sich mit vertrauten Menschen aussprechen.

Die Stärken nicht vergessen!

Betreuung ist eine sehr persönliche Arbeit. Man kann sie nicht nach „Schema F“ durchführen. Aber gleichzeitig ist es eine professionelle Tätigkeit. Um sie auszuüben, sollte man nicht nur die Grenzen kennen, sondern sich auch seiner Stärken bewusst sein. Was gehört zu Ihren Stärken? Das ist gerade am Berufsanfang nicht immer leicht zu ermitteln. Leider merkt man sich oft besser, was man nicht gut gemacht hat.

Hier kann es hilfreich sein, sich nach ein paar Arbeitswochen folgende Fragen zu stellen:

- Welche Tätigkeiten haben mir besondere Freude gemacht?
- Welche Situation habe ich in guter Erinnerung?
- Welche schwierige Situation habe ich, im Nachhinein gesehen, gut gemeistert?

Genauso wichtig ist es auch, im Blick zu haben, was mich bei der Arbeit unterstützt: Wer oder was hilft mir? Die Arbeit macht mehr Freude und ist auch effektiver, wenn ich dabei meine Vorlieben und Stärken einbringen kann.

III.

Lebens- und Arbeitsort stationäre Pflegeeinrichtung

In diesem Teil des Buches geht es darum, den Lebens- und Arbeitsort Pflegeheim etwas genauer zu beleuchten. Denn Pflegeeinrichtungen sind für zusätzliche Betreuungskräfte die wichtigsten Arbeitgeber. Und selbst wenn man dort schon eine Weile beschäftigt ist, mag einem das eine oder andere rätselhaft erscheinen.

Das Pflegeheim: Für Sie ist es Ihr Arbeitsplatz. Für die alten Menschen ist es ihr Wohnort, und zwar – wahrscheinlich – ihr letzter Wohnort. Für Angehörige und Freunde ist es der Ort, wo sie als Besucher auftreten. Ein Ort also, der ganz unterschiedliche Bedeutungen hat. Ein Ort, den Sie alle gemeinsam nutzen, an dem Sie sich täglich begegnen.

Die Bilder, die in unserer Gesellschaft über Pflegeheime vorherrschen, sind ganz oft nicht von persönlicher Erfahrung geprägt, sondern von dem, was in den Medien zu lesen und zu hören ist. Das sind meist negative Nachrichten, denn in der Regel sind es Versäumnisse und Skandale, die Schlagzeilen machen, und nicht die Positivbeispiele. Aber der Blickwinkel der Menschen ist von diesen Nachrichten geprägt, und regelmäßig tritt irgendein Experte in einer Talkshow auf und fragt: Wozu brauchen wir Pflegeheime?

Doch Pflegeheime erfüllen einen wichtigen gesellschaftlichen Auftrag. Sie versorgen Menschen, die einen zu großen Hilfebedarf haben, um daheim noch gut versorgt werden zu können. Immer mehr alte Menschen leben allein und haben keine Familienangehörigen in der Nähe, die die Pflege übernehmen könnten. Und selbst wenn: Die Pflege eines alten Menschen kann so schwierig und kraftraubend werden, dass es daheim einfach nicht mehr geht. Auch wenn es immer wieder berechtigte Kritik an der Art und Weise gibt, wie manche Heime diesen Auftrag ausführen: Verglichen mit vielen anderen europäischen Ländern haben wir wirklich gute Versorgungsbedingungen.

Im Jahr 2019 gab es in Deutschland knapp 15 400 Pflegeheime.[4] Rund 796 500 Menschen waren dort beschäftigt. Etwa 818 000 Menschen wurden in Pflegeheimen betreut, das sind etwas mehr als ein Fünftel aller pflegebedürftigen Personen im Deutschland. Und das heißt umgekehrt: Die meisten Menschen, die Pflege benötigen, leben auch heute noch daheim oder beispielsweise in Betreuten Wohnanlagen. Trotzdem: Nimmt man Bewohnerinnen und Bewohner sowie alle Mitarbeitenden in Pflegeeinrichtungen zusammen, so sind es immerhin eineinhalb Millionen Menschen, die ihre Arbeits- und Lebenszeit in Pflegeeinrichtungen verbringen, – fast zwei Prozent der Bevölkerung Deutschlands.
Ist Ihnen schon aufgefallen, dass immer weniger Pflegeheime „Heim“ heißen? „Ins Heim gehen“ ist für viele alte Menschen mit düsteren Vorstellungen verknüpft, die noch aus einer Zeit stammen, in der Heime (egal, ob für Kinder und Jugendliche, für Menschen mit Behinderungen oder für alte Menschen) karge Anstalten waren, in denen es häufig autoritär, manchmal sogar gewalttätig zuging. Moderne Pflegeeinrichtungen möchten nicht als „totale Institutionen“ gesehen werden. Namen wie „Seniorenzentrum“ oder „Pflegezen-

4 Alle Zahlen in diesem Kapitel sind, wenn nichts weiter dazu vermerkt ist, der Pflegestatistik aus dem Jahr 2019 entnommen (Statistisches Bundesamt, 2021).

trum“ entspricht dem modernen Selbstverständnis der Altenhilfe viel mehr. Offiziell heißen Pflegeheime übrigens „stationäre Pflegeeinrichtungen“.

1. Lebensort Pflegeheim

Landläufig heißt es oft: ‚Niemand geht freiwillig ins Pflegeheim.‘ Aber das stimmt so nicht. Kürzlich haben wir Interviews mit alten Menschen in Pflegeeinrichtungen durchgeführt, in denen wir gefragt haben, wie sie ihren derzeitigen Alltag erleben.[5] Eine alte Dame berichtete: „Niemals hätte ich mich daheim von meiner Nichte pflegen lassen, das ist doch viel zu intim! Ich habe mich entschieden, hierher zu gehen, und ich bin zufrieden hier.“ Eine andere Dame sagte: „Ich hätte gar nicht gedacht, dass es in einem Heim so schön ist!“

Allerdings zeigen Untersuchungen, dass Menschen am allerliebsten in ihren eigenen vier Wänden bleiben möchten, wenn sie Hilfe brauchen.[6] Als zweite Wahl werden das Betreute Wohnen oder gemeinschaftliche Wohnformen genannt. Nicht verwunderlich also, dass der Umzug häufig eine schwere Entscheidung ist. In aller Regel wird sie getroffen, wenn es daheim nicht mehr geht. Nicht immer bleibt die Zeit, in Ruhe zu entscheiden: Eine plötzliche Krisensituation (zum Beispiel ein Schlaganfall), ein Krankenhausaufenthalt – und vielleicht schon wenige Tage später findet sich der Mensch in einer Pflegeeinrichtung wieder, ohne das alte Zuhause noch einmal betreten zu haben.

Man muss auch sagen: Alte Menschen planen leider oft nicht selbst vor. Man hofft, bis zum Lebensende einigermaßen zurechtzukommen, und mag sich

5 Bär, 2017
6 Spangenberg et al., 2012

keine Alternativen vorstellen. Klar ist: Wenn Menschen die Entscheidung zum Umzug in eine stationäre Pflegeeinrichtung selbst und nach reiflicher Überlegung getroffen haben, wenn sie sich gar „ihr" Haus selbst ausgesucht haben, dann haben sie wesentlich bessere Chancen, sich im neuen Lebensumfeld gut einzuleben.

Denn natürlich ist in einer stationären Einrichtung vieles anders als im vormaligen Zuhause. Der Maler und Architekt Friedensreich Hundertwasser hat einmal gesagt, die Wohnung sei die „dritte Haut" des Menschen (als „zweite Haut" bezeichnet er die Kleidung).[7] Sie ist ein Teil der eigenen Identität. Dieser Teil ist nun erst einmal fort, und es ist ein gutes Stück Arbeit, ihn sich neu zu schaffen: mit den wenigen verbliebenen Möbelstücken, an denen noch die alten Erinnerungen hängen, dafür mit vielen noch unbekannten Menschen und einer neuartigen Tagesstruktur, die von außen kommt, während man sie sich daheim selbst gewählt hat. Dafür bietet die neue Umgebung aber auch einiges: Hilfe in unmittelbarer Nähe, Kontaktmöglichkeiten und nicht zuletzt Angebote zur Alltagsgestaltung.

In unserer bereits erwähnten Interviewstudie waren wir überrascht, wie aktiv die Menschen ihren Alltag gestalteten: Nicht nur die von der Einrichtung angebotenen Aktivitäten wurden von vielen Befragten sehr geschätzt. Auch eigene Beschäftigungen spielten eine Rolle, wie Lesen oder Spaziergänge nach draußen, Gesellschaftsspiele mit Mitbewohnern, Ausflüge mit Angehörigen.

Was auch sehr deutlich war: Gute Lebensqualität hing für die Befragten ganz stark mit einem guten Umgang miteinander zusammen. Freundlichkeit und

---

7 Restany, 2003

Hilfsbereitschaft von Mitarbeitern spielte eine immense Rolle, aber auch ein gutes Auskommen mit den Mitbewohnern. Streit und Hader erlebten viele Befragte als sehr belastend. Einen Ansprechpartner zu haben, mit dem man auch einmal über Sorgen und Ängste sprechen kann, darüber war ein Teil der Befragten froh, ein anderer Teil vermisste eine solche Person. Alles in allem zeigten die Ergebnisse unserer Studie eine große Vielfalt des Alltagslebens. Nur wenige alte Menschen bezeichneten ihren Alltag explizit als eintönig.

Die durchschnittliche Lebenszeit, die Menschen in einer Pflegeeinrichtung verbringen, beträgt ungefähr zweieinhalb Jahre, wie eine 2010 durchgeführte Studie ermittelte.[8] Allerdings: Fast ein Fünftel der alten Menschen verstarb innerhalb der ersten vier Wochen nach dem Einzug. Auch das werden Sie erleben, dass Menschen in einem so schlechten Zustand in die Einrichtung gebracht werden, dass es dort hauptsächlich um Sterbebegleitung geht.

Was sich auf jeden Fall noch stärker in unserer Gesellschaft durchsetzen muss: Pflegeeinrichtungen sind Lebensorte, keine Verwahr-Orte. Menschen, die dort einziehen, haben einen Alltag mit positiven und negativen Erfahrungen, sie bleiben „auf dem Weg“. Bis zum Schluss. Und es geht darum, sie auf eine würdevolle Weise zu begleiten und zu unterstützen.

2. Eine kurze Geschichte des Pflegeheims

Moderne Altenpflegeeinrichtungen, wie wir sie in Deutschland heute kennen, haben sich im Laufe des 20. Jahrhunderts entwickelt. Sie haben sich da-

8 Techtmann, 2015

bei im Lauf der Zeit sehr verändert, denn die Ansprüche an die Versorgung im Alter haben sich enorm gewandelt. Das Kuratorium Deutsche Altershilfe (KDA, Köln, 2012) unterscheidet fünf Generationen von Pflegeeinrichtungen.

Die erste Generation

Im Zeitraum 1940–1960 wurden die ersten Häuser speziell für alte Menschen gebaut. Vom Typ her bezeichnet das KDA sie als „Verwahranstalten". Es ging hauptsächlich darum, „alten Menschen einen Schlaf- und Essplatz zu bieten" (KDA, 2012, S. 15). Von professioneller Pflege konnte meist keine Rede sein. Menschen wohnten in Zwei- bis Vierbettzimmern. Die Ausstattung war in der Regel sehr bescheiden.

Die zweite Generation

In den „Verwahranstalten" konnten schwer pflegebedürftige Menschen kaum gut versorgt werden. So reagierte man in der zweiten Generation von Pflegeheimen auf dieses Problem. Die medizinische und pflegerische Versorgung verbesserte sich, dafür hatten Altenwohneinrichtungen eher den Charakter von Krankenhäusern.

Die dritte Generation

In den 80er-Jahren hat sich dann die Erkenntnis durchgesetzt: Menschen werden in Pflegeeinrichtungen nicht nur versorgt, sie wohnen da auch. Ein Wohnort sollte auch einigermaßen wohnlich aussehen, freundlich, nicht kalt und steril wie eine Klinik. Der Mensch sollte dort auch Privatsphäre haben. (Nebenbei: Daran hapert es in vielen Pflegeeinrichtungen bis heute.) Neben den baulichen Neuerungen hat sich auch die Altenpflege verändert: Der Erhalt der Selbstständigkeit des Menschen rückte zunehmend ins Blickfeld und damit auch die vielfältigen Ressourcen, die alte Menschen haben, auch wenn sie pflegebedürftig sind.

Die vierte Generation

In den 90er-Jahren ging man noch einen Schritt weiter. Beim sogenannten „Hausgemeinschaftskonzept" ging es nun darum, nicht mehr nur ein gutes Wohnen, sondern auch ein gutes Zusammenleben zu ermöglichen. In großen Wohnbereichen mit bis zu 30 Menschen ist dies schwierig. Deshalb sind die Wohneinheiten einer Hausgemeinschaft kleiner: 6 bis 12 Personen haben ihre Zimmer rund um einen Gemeinschaftsbereich, in dem ein Mitarbeiter (eine sogenannte Präsenzkraft, häufig eine Betreuungs- oder Hauswirtschaftskraft) den Tag über für die Menschen da ist, mit ihnen gemeinsam kocht und den Tag verbringt. Die Pflege ist zwar im Haus, kommt aber nur für die unmittelbar pflegerischen Tätigkeiten vorbei. Auf diese Weise soll ein möglichst „normaler", nicht heim-mäßiger Alltag gelebt werden. Dieses Konzept hat sich allerdings nur vereinzelt durchgesetzt. Einen Großteil der Altenpflegeeinrichtungen kann man auch heute noch eher der „Generation 3" zurechnen. Allerdings: Einzelne Elemente des Hausgemeinschaftskonzepts finden sich doch öfter. So sind beispielsweise zusätzliche Betreuungskräfte häufig einem bestimmten Wohnbereich zugeordnet und nehmen dort ähnliche Aufgaben wie eine Präsenzkraft wahr.

Aufbruchstimmung

Wir sind im dritten Jahrtausend angekommen. Heute sind die über 80-jährigen Menschen die am stärksten wachsende Bevölkerungsgruppe. Erst durch diese Veränderung fangen wir als Gesellschaft jetzt an, die Rechte und Bedürfnisse von Menschen in dieser Lebensphase in ihrer Gänze wahrzunehmen. Zu diesen Rechten gehört nicht nur eine gute Versorgung, sondern auch gesellschaftliche Teilhabe. Menschen dürfen nicht, nur weil ihre Stimme in der Gesellschaft immer leiser wird, ausgegrenzt und abgeschottet in Einrichtungen versorgt werden, in die kein Außenstehender hinein- und aus der kein Bewohner herauskommt.

Das heißt: Pflegeheime müssen sich öffnen für die Umgebung, in der sie sich befinden. Warum sollen Bewohnerinnen und Bewohner nicht im Stadtteil unterwegs sein und auch Angebote außerhalb der Einrichtung nutzen können? Warum sollen nicht Vereine die Räume des Pflegeheims nutzen? Dies ist das Ziel der fünften Generation der Pflegeeinrichtungen: ein einladender Ort zu sein für Menschen im Stadtteil oder im Dorf. Eine Organisation, die viele Beziehungen pflegt: zur Kirchengemeinde, zu Vereinen, zu ehrenamtlich engagierten Bürgern, zu Kindergärten und Schulen. Sodass auch die in ihr lebenden alten Menschen weiterhin „dabei und mittendrin" sind. Noch stehen die meisten Pflegeeinrichtungen hier ganz am Anfang. Aber da tut sich was! Vielleicht sind Sie in der Betreuungsarbeit unter den Ersten, die an diesen Entwicklungen beteiligt sind und in ihrer Arbeit davon profitieren.

3. Was Sie über den Arbeitsort Pflegeheim wissen sollten

Nach welchen Regeln „funktioniert" eine Pflegeeinrichtung? Es ist ziemlich nützlich, das zu wissen. Denn immer wieder erleben Sie Situationen, in denen Sie sich vielleicht fragen:

- Wieso kostet ein Pflegeheimplatz eigentlich so immens viel Geld, dass manch einer der Bewohner seine kompletten Ersparnisse aufbraucht, – und trotzdem haben wir so wenig Personal?

- Wieso eigentlich ersetzen wir nicht all das unpersönliche Mobiliar in unserem Wohnbereich durch gemütliche Privatmöbel, die die alten Herrschaften selbst mitbringen?
- Wieso müssen wir eigentlich immer so viel aufschreiben?
- Und wieso gibt es diese Tage, an denen alle bis hinauf zum Pflegedienstleiter nervös werden, weil „der MDK“ vor der Tür steht?

Der gesetzliche Auftrag

Wer pflegebedürftig ist und im Alltag Hilfe braucht, hat bei uns Anspruch auf Pflege und Unterstützung. Die Versorgung pflegebedürftiger Menschen ist eine Aufgabe der Gesellschaft, vertreten durch den Staat. Das erscheint uns selbstverständlich. Es gibt aber auch Länder, in denen der Staat sich um die Versorgung hilfsbedürftiger Menschen nicht kümmert oder kümmern kann. Dann sind solche Menschen darauf angewiesen, dass ihre Familie, die Kirchengemeinde, die Dorfgemeinschaft etc. sie nicht im Stich lassen. Andernfalls würden sie Not leiden oder im schlimmsten Fall zugrunde gehen.

Bei uns hat der Staat (Bund, Länder und Kommunen) die Pflicht sicherzustellen, dass pflegebedürftige Menschen Unterstützung erhalten. Wer eine Pflegeeinrichtung eröffnet, übernimmt also einen staatlichen Auftrag. Der Staat macht, in Form von Gesetzen und Richtlinien, auch Vorgaben, wie diese Unterstützung zu erfolgen hat, und wacht darüber, ob diese Vorgaben eingehalten werden. Wer ein Pflegeheim eröffnen möchte, muss erst einmal nachweisen, dass er die notwendigen Voraussetzungen erfüllt. Erst dann erteilen ihm die Pflegekassen, die den Staat hier vertreten, eine Zulassung und schließen mit ihm einen Versorgungsvertrag ab.

Übrigens: Eine Vorstellung, die der Staat formuliert hat und die den Wünschen vieler alter Menschen entspricht, ist die, dass Pflege und Unterstützung immer, solange es geht, daheim stattfinden sollen. Das Pflegeheim ist als Angebot nur für jene Menschen vorgesehen, bei denen es daheim nicht mehr geht.

Wer in einer solchen Situation ist, von dem wird angenommen, dass er rund um die Uhr eine professionelle Pflege braucht, – andernfalls könnte er ja auch daheim sein. Eine erste von vielen Vorgaben für Pflegeheime ist deshalb die: Die Versorgung erfolgt unter ständiger Aufsicht einer verantwortlichen Pflegefachkraft.
Folgende grundsätzliche Aufgaben hat ein Pflegeheim für jeden Bewohner zu erfüllen:

1. Der Bewohner muss die Pflege erhalten, die er braucht.
2. Er erhält ein Angebot an sozialer Betreuung (hier ist Ihr Arbeitsfeld).
3. Er hat eine angemessene Unterkunft, die nach Bedarf geheizt, geputzt und instand gehalten werden muss.
4. Er wird mit Essen und Trinken versorgt.
5. Seine Wäsche wird gewaschen.

Es sind also die grundsätzlichen Dinge des Lebens, für die die Pflegeeinrichtung sorgen muss. Auf andere Dinge wiederum hat der Bewohner keinen Anspruch: beispielsweise auf eine regelmäßige Begleitung in der Stadt. Oder darauf, dass der Kanarienvogel mit einziehen darf und ebenfalls versorgt wird. Auch wenn das dem einzelnen Menschen sehr wichtig sein kann!

Nicht alle Menschen ziehen für den Rest ihres Lebens ins Pflegeheim ein. Neben der sogenannten stationären Dauerpflege bieten viele Einrichtungen auch die Möglichkeit an, dass Menschen vorübergehend in ein Pflegeheim einziehen können (in die sogenannte Kurzzeitpflege), beispielsweise wenn sie nach einem Krankenhausaufenthalt noch nicht wieder gesund genug sind, um daheim leben zu können, oder wenn pflegende Angehörige in Urlaub fahren. Was es auch häufig gibt: Betreute Wohnanlagen in unmittelbarer Nähe eines Pflegeheims. Dort können Menschen so lange als möglich mit leichter pflegerischer Unterstützung wohnen und müssen, wenn sie einmal mehr Hilfe brauchen, nicht weit umziehen.

Wer betreibt Pflegeeinrichtungen?

Von den derzeit existierenden Pflegeheimen werden über die Hälfte (knapp 57 %) von sogenannten „freigemeinnützigen“ Organisationen betrieben, die zumeist zu einem der großen Wohlfahrtsverbände gehören. Dazu zählen kirchliche Verbände (Caritas und Diakonie) und auch nicht-kirchliche Verbände wie die Arbeiterwohlfahrt und das Deutsche Rote Kreuz. Ihre Arbeitsgrundlage sind humanitäre, religiöse oder politische Ziele, die der Allgemeinheit dienen. Es geht nicht darum, mit der Arbeit möglichst große Gewinne zu erwirtschaften.

Die übrigen Pflegeheime sind größtenteils in privater Hand. Die Landschaft ist hier besonders bunt: Das reicht vom kleinen Familienbetrieb, der ein einziges Heim führt, bis hin zu großen Konzernen wie Pro Seniore oder der französischen Koriangruppe, die europaweit ca. 600 Pflege- und Reha-Einrichtungen betreibt, unter anderem auch in Deutschland.[9] Gerade solche

9 www.pflegemarkt.com: Die Liste der 30 größten Pflegeheimbetreiber in Deutschland 2013 (20-12-2018).

Konzerne, sogenannte „Pflegeketten", sind in den letzten Jahren immer häufiger geworden. Das macht vielen Fachleuten Sorgen, denn solche Konzerne wollen und müssen Gewinne erwirtschaften. Da man in der Pflege aber nicht unbegrenzt viel einnehmen kann, kann das zu Lasten von Pflegebedürftigen und Mitarbeitern gehen.

Wer arbeitet im Pflegeheim?

Der größte Teil, nämlich fast zwei Drittel der Personen, die in einem Heim beschäftigt sind, ist in der Pflege tätig. Nicht alle haben die gleiche Ausbildung. Fachpflegekräfte haben eine dreijährige Ausbildung absolviert, entweder als Altenpflegende oder als Gesundheits- und Krankenpflegende. Andere haben nur eine ein- oder zweijährige Ausbildung, das sind die sogenannten Pflegehilfskräfte. Manche arbeiten auch ungelernt in der Pflege. Diese dürfen nicht alles tun, was Fachkräfte tun. Wie die Pflege organisiert ist, hängt vom Konzept ab. Sehr häufig ist es so: Für jeden Wohnbereich gibt es ein Team, das von einer Wohnbereichsleitung geleitet wird. Zentraler Chef oder Chefin ist die Pflegedienstleitung. Überspitzt gesagt ist sie quasi die „unverzichtbarste" Position in der ganzen Einrichtung – die Aufgaben der Heimleitung sind dagegen eher „unsichtbar".

Der zweite große Bereich ist der der Hauswirtschaft: Küche, Reinigung, Wäsche. Teile der Hauswirtschaft sind manchmal „outgesourct", das heißt es kann zum Beispiel sein, dass die Reinigungskräfte, die Ihnen auf dem Flur in „Ihrem" Heim begegnen, nicht wie Sie beim Pflegeheim angestellt sind, sondern bei einer Putzfirma, mit der Ihr Heim einen Vertrag zur Reinigung abgeschlossen hat. Es gibt Einrichtungen, in denen hauswirtschaftliche Kräfte ganz bewusst auch in der Betreuung von Bewohnern arbeiten und sie beispielsweise während der Mahlzeiten betreuen.

Und die drittgrößte Gruppe der Beschäftigten einer stationären Pflegeeinrichtung ist Ihre, die der zusätzlichen Betreuungskräfte.
Weitere Personen, die Ihnen begegnen werden, sind Menschen in der sozialen Betreuung (Sozialdienst), Haustechniker, Mitarbeiter der Verwaltung und der Geschäftsführung und, nicht zu vergessen, Praktikanten, Umschüler, Auszubildende, Helferinnen und Helfer im freiwilligen sozialen Jahr. Von außen kommen Ärzte dazu, Physiotherapeuten und andere, die Therapien durchführen, Seelsorger, Ehrenamtliche. Das Arbeitsfeld ist bunt.

„Der MDK steht vor der Tür!" – Kontrollen im Arbeitsalltag

„Der MDK steht vor der Tür!" Dieser Satz löst in vielen Pflegeheimen oft erst mal eine angespannte Stimmung aus: Haben wir auch nichts versäumt? „Der MDK", das ist der Medizinische Dienst der Krankenkasse. Die Gutachter schauen in die Akten, befragen Mitarbeiter und Heimbewohner. Ähnlich ist es mit den Gutachtern von der Heimaufsicht. Auch diese kommen in regelmäßigen Abständen vorbei und kontrollieren.

In solchen Situationen wird für alle Mitarbeitenden etwas deutlich, was man sonst vielleicht nicht so im Blick hat: Pflegeeinrichtungen stehen, da sie einen staatlichen Auftrag ausführen, unter fortwährender Kontrolle. Der Staat, in der Rolle der Pflegekassen und der Heimaufsicht, will wissen, ob Ihre Einrichtung ihren Auftrag ausreichend und gut ausführt. Tut sie das nicht, muss sie umgehend nachbessern, sonst können Strafmaßnahmen erteilt werden. Im schlimmsten Fall verliert die Einrichtung ihren Versorgungsvertrag und muss schließen.

Wer eine Pflegeeinrichtung betreibt, muss eine ganze Reihe von Rechtsvorschriften einhalten. Dabei steht im Zentrum:

- dass in allen Aufgaben eine gute Qualität erbracht wird
- dass ethische Normen eingehalten werden, etwa dass die Würde und Freiheitsrechte der Bewohner nicht verletzt werden, dass die Mitarbeitenden nicht ausgebeutet werden
- dass die Mitarbeitenden vor Ort die notwendigen Qualifikationen haben
- dass gut gewirtschaftet wird.

Ziel ist es, die Qualität der Versorgung pflegebedürftiger Menschen zu verbessern. Allerdings haben wir immer wieder neue Erkenntnisse dazu, deshalb ist das, was heute noch eine gute Pflegequalität ist, morgen vielleicht schon überholt. Außerdem geht es nicht nur darum, was die Theorie sagt, sondern was der einzelne Mensch möchte. Es kann ja durchaus sein, dass ein alter Mensch, obwohl dies oder jenes für seine Gesundheit aus fachlicher Perspektive wichtig wäre, das nicht will. Das ist zu akzeptieren (und muss dann schriftlich festgehalten werden) und dem MDK gegenüber zu begründen.

Kontrollen bringen oft Stress mit sich: „Wir arbeiten, so viel wir können, und werden dann noch kritisiert und gemaßregelt!?“ Trotzdem sind die Kontrollen grundsätzlich sinnvoll. Denn es geht ja hier nicht um irgendetwas, sondern um das Wohl und Wehe von Menschen, die sich in der Regel nicht selbst wehren könnten.

Übrigens: Jeder, sei er nun Bewohner, Angehöriger, Mitarbeiter oder in anderer Position, der in einem Pflegeheim Missstände wahrnimmt, kann bei der Heimaufsicht eine Beschwerde einreichen. Er kann dabei anonym bleiben, um Nachteile für sich selbst oder für einen Angehörigen im Heim zu vermeiden. Die staatliche Heimaufsicht überwacht, ob das Heim die Anforderungen des Heimgesetzes erfüllt, und sie ist verpflichtet, solchen Hinweisen nachzugehen.

Natürlich gibt es oft Reibung, sobald eine Instanz die andere kontrolliert, aber man sollte nicht vergessen, dass Pflegeheimbetreiber, Heimaufsicht und MDK ja eigentlich alle ein gemeinsames Interesse haben. Und gerade der MDK ist nicht nur für die Kontrolle, sondern auch für die Beratung zuständig.

Auch die Kasse muss stimmen – ein Pflegeheim zu führen ist eine Kunst!

Ein Pflegeplatz bei mittelgradiger Pflegebedürftigkeit kostet eine Menge Geld. Wer bezahlt die Pflege im Pflegeheim? Wer pflegebedürftig ist, erhält nach Begutachtung durch den MDK ein monatliches Pflegegeld aus der Pflegeversicherung. Dazu wurden 5 Pflegegrade eingeführt: Je mehr Bedarf jemand hat, desto höher ist der Betrag, den die Pflegeversicherung zur Verfügung stellt. Auch die Preise für einen Platz im Pflegeheim unterscheiden sich je nach Pflegegrad.

Was pflegebedürftige Menschen von der Pflegekasse erhalten, deckt meistens ungefähr die Hälfte dessen, was das Heim von ihnen haben möchte. Den Rest zahlen sie aus eigener Tasche, im Zweifelsfall müssen dafür Ersparnisse aufgebraucht werden – das fällt vielen Menschen natürlich schwer. Wenn nichts da ist, springt die Sozialhilfe ein.

Interessant zu wissen: Was eine Pflegeeinrichtung für einen Heimplatz verlangen kann, kann sie nicht einfach selbst bestimmen. Sie muss es in sogenannten Pflegesatzverhandlungen verhandeln. Da sitzt zum Beispiel auch die Kommune mit am Tisch, denn diese muss einspringen, wenn ein Bewohner kein Geld mehr hat.

Es gibt auch Kosten, die nicht im Heimbeitrag enthalten sind: Reparaturen von persönlichen Gegenständen, Ändern von Kleidungsstücken, private Nutzung von Gemeinschaftsräumen, Einlagern privater Gegenstände usw. Für solche und ähnliche Angebote muss der Bewohner selber aufkommen.

Damit wird schnell klar, dass eine Pflegeeinrichtung nicht viele Möglichkeiten hat, Gewinne zu machen oder sich eigene Spielräume zu erwirtschaften. Eine Einrichtung gut zu betreiben, gleicht dem Lenken eines Schiffes durch einen engen Kanal: Es bedarf guter Steuermänner, damit der Kahn nicht immer wieder rechts oder links an die Mauer stößt und Schaden nimmt. Und immer wieder kommen unvorhergesehene Hindernisse hinzu … Die Bedürfnisse der Bewohner, die Arbeitsbedingungen für die Mitarbeiter, die Administration mit all den wechselnden Verordnungen und Dokumentationspflichten, die Haftungsfragen, die Kommunikation mit Angehörigen … – all das will tagtäglich aufs Neue ausbalanciert sein.

Natürlich gibt es gute und schlechte Beispiele und bessere und schlechtere Steuermänner. Aber nicht jedes Heim, in dem Unzufriedenheit überwiegt, muss dauerhaft ein schlechtes Beispiel bleiben, und nicht jedes Heim mit gutem Ruf wird diesem auch immer gerecht. Jeder, der in einer stationären Pflegeeinrichtung arbeitet, kann allerdings dazu beitragen, dass es eine gute Pflegeeinrichtung ist – oder wird.

IV.
Praxis der Betreuung

1. Aktiv sein und „aktiviert werden": ein Unterschied?

Ist es gut, im Alter aktiv zu sein? Auch dann, wenn ich mit immer mehr Einschränkungen leben muss? Es spricht vieles für diese Annahme. Forschungsergebnisse weisen deutlich darauf hin, dass ein aktiver Lebensstil zu mehr Gesundheit und Zufriedenheit führt, auch im Alter. Ob ich mich nun körperlich bewege, viel unter Menschen bin oder meinen Geist aktiv halte, alles trägt zur Erhaltung dieser Fähigkeiten bei und bringt vielfältige Gelegenheiten zu Freude, Begegnung und Wohlbefinden mit sich. Wir kennen den Spruch: „Wer rastet, der rostet", oder neudeutsch: „Use it or loose it."

Also: Aktiv bleiben ist gut, aber es ist nicht immer leicht: Ein Mensch, der mit diversen altersbedingten Einschränkungen umgehen muss und dem durch den Umzug ins Pflegeheim seine vertrauten häuslichen Tätigkeiten abhandengekommen sind, hat es vergleichsweise schwerer, ein aktives Leben zu führen.

Das ist die eine Seite der Medaille. Die andere Seite ist: Wir sind eine Gesellschaft der Rastlosen. Aktiv sein heißt für viele Menschen: etwas „machen". Am besten etwas, das einen „Nutzen" hat. Wenn schon nicht Arbeit, dann Hobbys, Sport usw. Wir treiben dieses Spiel der Rastlosigkeit bis hin zum sogenannten „Freizeitstress“. Und wenn jemand augenscheinlich nichts „macht“, dann ist er in den Augen der anderen „inaktiv“ oder eben „passiv“.

Einen Tag verbummeln, den lieben Gott einen guten Mann sein lassen, wichtige Dinge liegen lassen, weil auf dem Balkon die Sonne so schön scheint, – können Sie das? Viele Menschen haben das verlernt. Für sie ist „nichts zu machen“ Stillstand. Und Stillstand ist schrecklich.

Auf den Punkt gebracht hat das der Humorist Loriot mit seinem Sketch „Feierabend“: Ein Mann will „einfach nur sitzen“. Die Ehefrau erträgt das nicht und malträtiert ihn wieder und wieder mit Vorschlägen: „Du könntest doch …“ – „Willst du nicht …?“ Am Ende hat sie ihn tatsächlich „aktiviert“. Wie? Wenn Sie diese Szene nicht kennen, schauen Sie sie einmal auf Youtube an.

Neben der Passivität gibt es nämlich auch einen anderen Gegenpol zur Aktivität: zur Ruhe kommen. Fünfe gerade sein lassen. Sich die Sonne aufs Gemüt scheinen lassen. Ein wunderbarer Zustand! Und dann kann es sein, dass, während ich nichts mache, plötzlich sehr viel passiert. Alle Sinne öffnen sich, ich nehme alles Mögliche wahr, was mir vorher gar nicht auffiel. Plötzlich schmeckt der Kaffee viel intensiver, weil mich nichts davon ablenkt, seinen Geschmack zu genießen. Gedanken kommen und gehen, am Anfang oft leidige wie zum Beispiel: „Das und das muss ich erledigen.“ Später tauchen dann oft auch ganz kreative Ideen auf. Also alles andere als „Stillstand“!

In der Betreuung sind Sie immer wieder in der Situation zu entscheiden, ob ein alter Mensch „Aktivierung braucht“, also inaktiv ist. Deshalb sollten Sie diesen Unterschied gut kennen: Wann ist ein Mensch „inaktiv“, und wann ist er „in Ruhe“? Dies ist wichtig, damit nicht ein alter Mensch seine Geruhsamkeit aufgeben muss, nur um Ihnen das gute Gefühl zu geben, ihn „aktiviert“ zu haben!

Umgekehrt: Nicht jeder Mensch, der „etwas macht“, ist auch aktiv in einem positiven Sinn. Ein Mensch mit Demenz, der angstgetrieben die Gänge auf- und abläuft, braucht nicht zusätzliche „Aktivierung“, sondern eine Hilfe, um zur Ruhe kommen zu können.

Müssen, sollen, dürfen Menschen „aktiviert werden“?

Wenn „ich jemanden aktiviere“, dann gibt es dabei ein aktives Subjekt (mich, also die handelnde Person) und ein passives Objekt: der (inaktiven) alten Menschen, der aktiviert „wird“. Sind Sie schon einmal von jemandem „aktiviert worden“? Wie fühlt sich dieser Gedanke an?

Ich muss dabei immer an einen Apparat denken, der eine „Ein-/Aus-Taste“ hat. Ich drücke die Taste, der Apparat springt an. Ich habe ihn aktiviert. Im Pflegeheim habe ich immer wieder Situationen erlebt, in denen ich das Gefühl hatte, Betreuung wird betrieben, als ginge es darum, bei einem alten Menschen diese „On“-Taste zu finden (Biografiearbeit etc.), um diese dann immer wieder zu drücken. Dann ist er „aktiviert“ und „funktioniert“. Prima. Dumm nur, wenn man die „On“-Taste nicht findet. Dann sitzt der Mensch mit versteinerter Miene in der Gruppe, kein Zeichen innerer Beteiligung. Dann wird es irgendwann mühsam, mit ihm umzugehen. Häufig werden solche Menschen sukzessive allein gelassen, weil sie sich – wie ärgerlich – nicht „aktivieren lassen“.

Kurz gesagt: Die Idee, ich könnte „jemanden aktivieren", ist absurd, und zwar aus zwei Gründen:

1. Jede Art von „guter" Aktivität setzt voraus, dass ich innerlich beteiligt, sozusagen „mit dem Herzen dabei" bin. Und diese innere Beteiligung eines anderen Menschen können Sie nicht „machen". Sie geht immer von der Person selbst aus.
2. Es ist nicht nur praktisch unmöglich, Menschen „aktivieren" zu wollen wie Apparate, es verletzt auch ihre Würde. Alltagsbetreuung ist keine Verrichtung, die ich „an" jemandem ausführe. Der andere ist kein Objekt, sondern ein Subjekt, eine Person. Und das gilt auch bei Menschen, die sich als Person kaum mehr mitteilen können, weil sie mit schweren demenziellen Einschränkungen leben.

Wie kann man Aktiv-Sein fördern?

Was Sie sehr wohl tun können, ist: gute Bedingungen schaffen, Angebote machen, sodass ein alter Mensch Initiative, Lust auf etwas, innere Beteiligung, Freude an etwas entwickeln kann. Sie können ihn „einladen", aktiv zu werden. Außerdem: Sie können die Gründe finden, die einen Menschen daran hindern, innerlich oder äußerlich aktiv zu werden; Hürden abbauen, die dem Menschen das Aktiv-Sein schwer machen.

Aber die Entscheidung, ob ein alter Mensch Ihre „Einladung" annimmt, verbleibt bei ihm selbst.

2. Hermes oder die Kunst des Verstehens

In der griechischen Götterwelt gab es einen, der hatte einen besonders anspruchsvollen Job. Das war der Götterbote Hermes. Seine Aufgabe: den Menschen die Botschaften der Götter zu übermitteln. Soweit ich weiß, machte Hermes seine Sache gut: All die vielen Kriege und Dramen, die in der griechischen Mythologie berichtet werden, waren jedenfalls nicht durch unzureichende Nachrichtenvermittlung seinerseits verursacht. Das Delikate an seinem Job: Die Botschaften, die er überbringen sollte, waren alles andere als klar und eindeutig formuliert. Wenn der Empfänger das Richtige verstehen sollte, so musste Hermes eine Form finden, wie er es überbrachte. Er musste dazu die Botschaft selber deuten.

Wenn ich einen anderen Menschen verstehen will, tue ich nichts anderes. Ich interpretiere das, was ich von ihm als seine Botschaften (in Worten, in seiner Mimik, in seinem Verhalten) bekomme. Die Kunst des Verstehens wird deshalb auch „hermeneutische Kompetenz" genannt: Die Fähigkeit, das Verhalten eines anderen Menschen „richtig" zu deuten. Denn wie es einem Menschen geht, warum er sich auf eine bestimmte Weise verhält und wie er die Situation erlebt, in der sich befindet, das alles steht dem Menschen nicht zum Mitlesen auf die Stirn geschrieben. Aus einer Vielzahl von Zeichen (Mimik, Tonfall, Gestik und vieles mehr) erschließen wir, was bei ihm „Sache ist", und reagieren darauf. Verstehen ist ein Weg. Ein Weg, den wir im täglichen Kontakt mit anderen Menschen hunderte Male gehen, ohne dass uns das bewusst wird. Im einen Fall führt uns der Weg zum Ziel, im anderen in die Irre.

Hermeneutische Kompetenz ist nicht etwas, was man „hat" oder „nicht hat" und um das man sich, wenn man es „hat", nicht kümmern muss. Man kann es mit Sport vergleichen: Der eine ist von Natur aus sportlicher als der andere. Aber ohne Training sind sportliche Leistungen nicht möglich. Mit der hermeneutischen Kompetenz ist es ebenso.

Wer Menschen begleitet, sich um ihre Lebensqualität bemüht, braucht ein großes Maß an hermeneutischer Kompetenz. Aber worauf kommt es dabei an? Häufig wird gesagt: Das einzig Wichtige ist, dass ich mich in den anderen einfühle. Stimmt nicht! Es sind mehrere Ebenen, die beim Verstehen zusammenkommen müssen, damit es erfolgreich ist. In diesem Kapitel geht es darum, das Gesamtpaket „Verstehen“ in seine Einzelteile aufzuschlüsseln. Wenn ich diese betrachte, fällt mir in der Regel auf, was ich gut kann, was mir schwerfällt und was ich immer wieder übersehe. Sich darüber klarzuwerden, ist der erste und entscheidende Schritt, um die Kunst des Verstehens zu üben.

Wer alles schon weiß, braucht nichts mehr zu verstehen

Im Verlauf Ihrer Ausbildung lernen Sie vieles, was Sie für die Betreuung brauchen. Dieses sogenannte „Regelwissen“ ist die Grundlage Ihrer Arbeit, und Ihr Arbeitgeber ist verpflichtet, Ihnen jährlich Fortbildungen zu ermöglichen, um dieses Wissen zu erweitern. Außerdem bringen Sie persönliche Fähigkeiten und Erfahrungen in die Arbeit ein: Ihre Lebenserfahrung, Ihre Menschenkenntnis, Ihre Fähigkeiten im Umgang mit Menschen.

All dieses Wissen zusammengenommen reicht aber nicht aus, um einen bestimmten Menschen zu verstehen. Logisch – jeder Mensch ist ja einzigartig. Auch Sie wären nicht begeistert, wenn jemand anderer, der Sie verstehen will, dazu seine Nase ausschließlich in ein Fachbuch steckt. „Frag bitte mich!“, würden Sie dieser Person entgegenhalten.

Trotzdem passiert es im Alltag ständig, dass alten Menschen ein bereits vorhandenes Wissen quasi „übergestülpt“ wird. Wenn Sie einmal bewusst darauf achten, in Besprechungen oder bei Übergaben innerhalb eines Schichtwechsels, werden Sie das merken.

Hier ein paar Beispiele:

- *Die Beschäftigung mit der eigenen Lebensgeschichte ist für alte Menschen ein zentrales Thema.*

  Ist das wirklich immer so? Herr G. (ein alter Herr, den ich mehrere Jahre begleitet habe) hat sich zeitlebens geweigert, die tägliche Betreuungsgruppe zu besuchen, weil da „nur über früher“ geredet wurde, was ihn nicht die Bohne interessierte.
- *Menschen mit Demenz brauchen Zuwendung!*

  Das denkt sich die Mitarbeiterin und streicht der alten Dame im Vorbeigehen über den Kopf, ohne sich auch nur mit einem Blick zu vergewissern, ob die Dame diese Berührung jetzt möchte.
- *Wir arbeiten biografieorientiert. Und im Biografiebogen steht klar: Frau M. ist Atheistin. Sie hat mit Kirche nichts am Hut.*

  So weit, so gut. Aber die mittlerweile demenzkranke Frau M. interessiert sich nicht für diesen Eintrag, sondern für den Gottesdienst. Sie möchte gern dabei sein und fühlt sich da offensichtlich wohl.

„Ausnahmen bestätigen die Regel“, heißt es. Jeder Mensch ist eine einzigartige Zusammensetzung aus „Regeln“ und „Ausnahmen“.

Neben dem Fachwissen gibt es auch persönliche „Wahrheiten“, die die Fähigkeiten zum Verstehen beeinflussen. Dazu zählen zum Beispiel die Altersbilder oder sogenannte Stereotype, stark vereinfachende, häufig starre Vorstellungsbilder über Gruppen und einzelne Menschen. Jeder Mensch hat bestimmte Vorstellungen, was im Alter „gut“ ist und was nicht. Und nicht immer sind diese Bilder angemessen.

Beispiele:

- *Im Alter ist Sexualität kein Thema mehr.*
  So denken viele Menschen bis heute. Das führt unter anderem dazu, dass Mitarbeitende oft nicht wissen, wie sie damit umgehen sollen, wenn Menschen im Pflegeheim sexuelle Bedürfnisse äußern.
- *Wenn Frau G. fünfmal pro Stunde wegen Kleinigkeiten klingelt, dann liegt das daran, dass sie mit uns ein Machtspiel betreiben will!*
  Hat Frau G. das so gesagt? Nein. Dennoch sind die Mitarbeiter überzeugt, dass Frau G. genau das und nichts anderes im Sinn hat, weil Frau G. „eben so ein Machtmensch ist". Was passiert? Ohne weiter nach möglichen Gründen zu fragen, lässt man Frau G. jetzt einfach extra lang warten, „damit sie lernt, dass es so nicht geht".
- *Herr A. wohnt nun schon so lange hier – ich weiß, wie er „tickt".*
  Haben Sie das schon einmal erlebt? Ein Mensch sagt zu Ihnen: „Ich verstehe dich voll und ganz!" Und Sie denken: „Schön für dich!", denn Sie haben überhaupt nicht den Eindruck, dass die Person Sie versteht, schon gar nicht „voll und ganz".

Die Kunst des Nicht-Wissens[10]

Eine gute Grundlage für die Kunst des Verstehens liegt darin, dass ich mir von Zeit zu Zeit, bevor ich zu einem der von mir betreuten Menschen Kontakt aufnehme, die folgenden Sätze sage:

10 Lethologie – Theorie des „Erlebens und Erwissens angesichts von Unwissbarem, Unbestimmbarem und Unentscheidbarem" (Heinz von Förster).

1. **Ich kenne diesen Menschen nur ein wenig.** Er hat 70, 80 oder mehr Jahre gelebt, bevor ich ihn kennengelernt habe. Diese Jahre kenne ich allenfalls vom Hörensagen, und die Informationen stammen unter Umständen gar nicht von dem Menschen selbst, sondern von seinen Angehörigen.
2. **Ich werde den Menschen nie „voll und ganz" kennen.** Er ist immer mehr, als ich von ihm weiß.
3. **Es ist mir ein Anliegen, diesen Menschen besser kennenzulernen und zu verstehen,** weil ich ihn nur dann gut betreuen kann.
4. **In jeder Begegnung habe ich die Möglichkeit dazu.**

Diese Sätze können wie ein „Scheibenwischer" wirken: Sie räumen scheinbare Gewissheiten zur Seite. So haben Sie wieder eine klare Sicht auf den Menschen, wie er *jetzt* ist. Und wer weiß – vielleicht erleben Sie neue Seiten an ihm, die Ihnen bisher gar nicht aufgefallen sind.

Was zum Verstehen dazugehört – ein Beispiel

Gestern Nachmittag ist Frau L. neu eingezogen. Als ich heute zum Dienst komme, klärt mich die Wohnbereichsleitung kurz über ihre Situation auf und beauftragt mich, Frau L. die Einrichtung zu zeigen, sie mit den Örtlichkeiten vertraut zu machen und erste biografische Angaben zu erheben. Frau L., alleinstehend, 92 Jahre alt, kam nach einem Sturz in ihrer Wohnung ins Krankenhaus, wo man rasch zu dem Schluss kam, dass eine Rückkehr nach Hause nicht zu verantworten sei: Ihre Gebrechlichkeit, ihre Gangunsicherheit, und dann keine Angehörigen in unmittelbarer Nähe – zu gefährlich! So wurde Frau L., nachdem das Hämatom an der Hüfte ausreichend abgeheilt war, auf direktem

Weg ins Pflegeheim „verlegt“. Um das Ausräumen der Wohnung kümmere sich eine Nichte, erklärte mir die Wohnbereichsleitung. Frau L. sei nicht dement, sagte sie noch, aber trotzdem ziemlich „neben der Spur“.

Das erste Element des Verstehens – die Personzentrierung – war in den vorangegangenen Kapiteln schon Thema. Auch wenn die Wohnbereichsleitung gerne hätte, dass ich auf der „To-do-Liste“ zu Frau L. die ersten Punkte erledige, muss ich eine minimale Beziehungsbasis herstellen. Ich muss einen ersten Eindruck bekommen, wer sie ist und wie es ihr jetzt gerade geht, und auch sie muss die Gelegenheit haben, mit mir ein wenig vertraut zu werden.

Die Spannung zwischen Wissen und Nicht-Wissen: Ich habe einige Hintergrundinformationen zu Frau L. erhalten, außerdem habe ich schon viele neue Bewohnerinnen empfangen, habe die Unsicherheit erlebt, die Trauer über das verlorene Zuhause, die Verwirrtheit angesichts der neuen, fremden Umgebung. Frau L. kommt aus dem Krankenhaus, sage ich mir: Sie hatte keine lange Vorbereitung, Knall auf Fall. So etwas ist nicht leicht zu verkraften! Vielleicht ist sie deshalb „neben der Spur“, weil alles so schnell ging, weil sie sich nicht vorbereiten konnte. Oder auch nicht. Vielleicht meinte die Kollegin aus der Pflege ja auch etwas ganz anderes mit ihrem Ausdruck „neben der Spur“ als ich jetzt? Stopp, sage ich mir: Lass Frau L. selbst erzählen.

Bewusste Wahrnehmung

Ich klopfe, warte, und, nachdem ich ein zweites Mal erfolglos geklopft habe, öffne ich vorsichtig die Tür und sage: „Guten Morgen!“ Mir gegenüber, in dem noch vollkommen unpersönlichen Zimmer am Tisch, sitzt im Rollstuhl eine zierliche Frau, vornübergebeugt, die Hände im Schoss gefaltet. Ihre Miene ist unbewegt, so viel kann ich erkennen. Ihre Bluse ist falsch geknöpft, ihr Haar hängt strähnig und unordentlich herunter. Ich trete ein paar Schritte näher und sehe, dass ihre Finger regelrecht ineinander verkrampft sind. Noch immer reagiert sie nicht auf mich. „Guten Morgen, Frau L.", sage ich ein zweites Mal. Da fährt sie zusammen und schaut zu mir auf. Ich sehe in ihr Gesicht. Ihre Augen gerötet, die Stirn in Falten, die Lippen zusammengepresst. Aber ihr Blick ist klar und fragend.

Im Alltag geben wir uns selten Rechenschaft darüber, *wie* wir zu einem Eindruck über jemand anderen kommen. Unsere Wahrnehmung arbeitet schnell und präsentiert uns ein Abschlussergebnis (Frau L. ist traurig) ohne Einzelbelege. Das ist gut so, sonst wären unsere Interaktionen mit anderen ein mühsames Geschäft.

Aber für gutes Verstehen ist es wichtig, von Zeit zu Zeit innezuhalten und sich die Frage zu stellen: Was nehme ich wahr? Wie wirkt der Mensch auf mich? Was verraten mir Mimik, Gestik, Körpersprache und Körperhaltung? Was verrät mir die Stimme?

Denn unsere Wahrnehmung führt auch ein Eigenleben: Sie sortiert aus. Am liebsten sortiert sie solche Informationen aus, die nicht zu dem passen, was wir erwarten.

Dass es Frau L. in irgendeiner Weise nicht gut geht, habe ich erwartet. Ich habe auch erwartet, dass sie verwirrt ist. Manches deutete ja auch in diese Richtung: Ihre fehlende Reaktion, ihr wirres Haar … Aber ihr Blick spricht eine andere Sprache.

Gefühlsmäßiger Perspektivwechsel

Sie ist furchtbar traurig!, geht es mir durch den Kopf. Kein Wunder. Wie würdest du dich fühlen in einer solchen Situation, kein Zurück mehr, und jetzt hier … Was würde dir am meisten fehlen?

Menschen sind resonanzfähig. Gefühle anderer lösen bei uns gefühlsmäßige Reaktionen aus. Wir erleben (manchmal auch erleiden) ein Stück weit mit. Nicht jeder ist gleich empathiefähig. Aber diese Fähigkeit lässt sich trainieren. Sie ist in der psychosozialen Betreuung unverzichtbar. Und sie lässt sich ganz bewusst einsetzen: „Empathie ist ein Prozess, in dem versucht wird, sich zeitweilig in die Perspektive des Patienten zu versetzen, um ihn aus seinem Kontext heraus zu verstehen."[11]

Ganz bewusst die Perspektive wechseln – das ist besonders dann hilfreich, wenn mich das Verhalten eines Menschen befremdet oder ärgert. Die Frage: „In was für einer Situation würde ich mich ebenso verhalten?" kann mir beispielsweise die extreme Not vor Augen führen, die einen Menschen dazu bringen kann, sich mir gegenüber aggressiv zu verhalten, obwohl ich in bester Absicht zu ihm kam. Empathie ist in der Kunst des Verstehens unverzichtbar, aber: Ich darf nie vergessen, dass es immer noch meine Gefühle sind, nicht die des anderen. Ob meine „Gefühlsinterpretation" das Erleben meines Gegenübers trifft, bleibt zu prüfen.

Reflexion

Es muss etwas geben, was Frau L. enormen Kummer macht. Für mich wäre es schlimm, die Wohnung zu verlieren, denke ich. Aber keine vorschnellen Theorien! – Ich stelle mich vor, sehe, dass sie mich fragend anschaut, und wiederhole meine Vorstellung, diesmal lauter. Frau L. nickt und lächelt zaghaft. O.k., denke ich, das Hören klappt bei ihr offenbar nicht gut. Deshalb hat sie auf mein leises Klopfen nicht reagiert.

11 Schwarz, 2009, S. 119

„Darf ich mich zu Ihnen setzen?“

Reflektieren heißt, die verschiedenen Eindrücke logisch zusammensetzen, sodass sie ein Gesamtbild ergeben. Zwei Erfahrungen, eine Schlussfolgerung: Frau L. könnte Höreinschränkungen haben.

Reflektieren heißt auch, immer wieder meine eigenen „Wahrheiten“ zu überprüfen. Für mich erscheint „klar“, dass Frau L. um irgendetwas trauert. Aber stimmt das auch? Gerade dieses selbstkritische Reflektieren kommt in der Arbeit mit alten Menschen häufig zu kurz. Denken Sie daran, wie oft Sie oder Ihre Kolleginnen ein ganz festes Bild von einzelnen alten Menschen haben: „Frau B. ist ein ...-Typ.“ – „Herr G. macht dies oder das, weil ...“ – „Frau A. war immer schon ...“

Es kann auch heißen, dass ich in bestimmten Fällen auch Fragen an mein eigenes Verhalten stelle: Warum regt mich Herr D. mit seiner lauten Stimme so auf? Warum würde ich mein ganzes Zeitbudget für Einzelbetreuung am liebsten für Frau H. verwenden? Warum seufze ich innerlich, wenn Herr M. in der Betreuungsgruppe auftaucht? Es geht dabei nicht darum, mich selbst zu entlarven. Vielmehr geben mir meine eigenen Reaktionen wichtige Hinweise darauf, dass und warum etwas nicht „rund“ läuft.

Durch Reflektieren komme ich dann auch dazu, dass mir auffällt, was ich alles nicht weiß.

Trotz ihrer niedergeschlagenen Stimmung scheine ich Frau L. nicht unwillkommen zu sein. Wir kommen ins Gespräch. Den Rundgang und die Biografieerhebung habe ich bereits innerlich vertagt. „Ich habe es ja kommen sehen“, sagt sie leise, „und es ist ja auch sicher besser so. Aber ich dachte, ich schaffe es daheim noch so lange, bis mein Beppo stirbt, mein Dackel. Wir sind zusammen alt geworden, und jetzt muss er ins Tierheim. Das bricht mir das Herz.“

Die Kunst des Verstehens üben

Beobachten, sich einfühlen, reflektieren – die Elemente des Verstehens hängen zusammen und gehen Hand in Hand. Meistens arbeitet man mehr oder weniger auf allen Ebenen. Aber jeder Mensch kommt in der Regel mit einer Komponente besonders gut klar, mit einer anderen weniger gut. Manche Menschen sind ganz mit dem Gefühl dabei, reflektieren aber zu wenig. Andere sind gut im Analysieren, aber es fällt ihnen schwer, sich gefühlsmäßig in andere hineinzuversetzen. Was weniger gut gelingt, kann ich im Alltag immer wieder bewusst üben.

Immer, wenn es Ihnen schwerfällt, Zugang zu einem alten Menschen zu finden, können Sie sich fragen: Auf welchem Weg habe ich bisher versucht, ihn zu verstehen, welchen Weg habe ich noch nicht versucht? Oder sprechen Sie im Team darüber! Vielleicht hat die Kollegin eine Idee! Das Zusammenkommen der Perspektiven unterschiedlicher Mitarbeitender bringt meistens reichhaltigere Ergebnisse, als wenn ich mir alleine Gedanken machen würde.

Fragen wie: „Was wissen wir?“, „Was haben wir beobachtet?“ oder „Was für Empfindungen kommen uns bei diesem Menschen?“ sind fester Bestandteil von sogenannter Fallsupervision, kollegialer Beratung und Fallbesprechung. In Pflegeheimen gibt es leider nur selten Gelegenheit, auf diesem Weg das Verstehen zu trainieren: Entweder gibt es kein entsprechendes Angebot, oder diese Fragen werden in der Fallbesprechung nicht konsequent gestellt. Aber wer einmal erlebt hat, wie sich das Verständnis eines ganzen Teams für einen alten Menschen durch so eine Besprechung verbessert, der will diese Möglichkeit nicht mehr missen.

Professionelles Handeln in der Arbeit mit Menschen heißt also:

- mein Fachwissen (auch: Regelwissen) im Alltag nutzen
- den individuellen Menschen in seiner aktuellen Situation verstehen
- beides, Regelwissen und Verstehen, immer wieder zusammenbringen
- meine persönlichen „Wahrheiten" über die Menschen, die ich begleite, immer mal wieder kritisch hinterfragen.

3. Betreuung ist Beziehungsarbeit

„Altenpflege ist in erster Linie Beziehungsarbeit und nicht professionelle Anwendung von überprüfbaren Pflegetechniken. Permanent begegnet ein Pfleger einem anderen Menschen sehr nah und sehr intensiv. Und während er das tut, verlangt schon ein anderer Mensch nach ihm."[12]

Diese Feststellung gilt auch für die psychosoziale Betreuung – vielleicht mit dem Unterschied, dass sich das „nah und intensiv" in Ihrem Fall nicht so sehr auf den körperlichen Kontakt bezieht wie bei den Kolleginnen aus der Pflege, die für die Körperpflege zuständig sind. Ich habe einen Pflegenden gekannt, der komplett in den Bereich der Alltagsgestaltung gewechselt ist. Wenn allerdings Personalknappheit herrschte, musste er in der Pflege aushelfen. „Ich bin jedes Mal froh, wenn der Engpass vorbei ist", sagte er zu mir, „wenn ich bei den Menschen, die ich normalerweise betreue, plötzlich die Körperpflege durchführe, merke ich, wie sich die Beziehung verändert: Die Menschen sprechen nicht mehr so offen mit mir." Dies ist natürlich ein

12 Schützendorf, 2008, S. 7

Einzelfall. Aber ich glaube schon, dass die – meist unfreiwillige – körperliche Intimität, die durch Pflegebedürftigkeit entsteht, für Pflegebeziehungen eine große Herausforderung darstellt. In diesem Punkt haben Sie es leichter als Ihre Kolleginnen aus der Pflege. Psychosoziale Betreuung ist Beziehungsarbeit – und erst in zweiter Linie die Durchführung von Aktivierungsangeboten.

Beziehungen zwischen Mitarbeitenden und alten Menschen sind nie nur „Dienstleistungsbeziehungen". Immer spielt auch die persönliche Ebene eine Rolle. Das macht die Arbeit so spannend: Ich kann mich als Person einbringen.

Gleichzeitig unterscheiden sich diese Beziehungen von Privatbeziehungen:

- Das Betreuen der alten Menschen ist Ihr Beruf, Sie haben bestimmte Aufgaben, eine Rolle innerhalb der Einrichtung, Ihre An- und Abwesenheit richtet sich nach Arbeitszeiten und nicht nach den Bedürfnissen einzelner alter Menschen.
- Es ist Ihre Aufgabe, die Bedürfnisse alter Menschen wahrzunehmen und darauf zu reagieren. Es ist *nicht* Aufgabe der alten Menschen, sich um *Ihre* Bedürfnisse zu kümmern.

Es ist wichtig, sich das immer wieder klarzumachen, um alte Menschen nicht mit Erwartungen zu konfrontieren, die im Privatleben legitim sind, im Beruf aber nicht.

Alte Menschen in Pflegeeinrichtungen haben häufig nicht mehr so viele enge Kontaktpersonen wie früher: Ein Teil der persönlich wichtigen Menschen ist verstorben. Ein anderer Teil lebt nicht in der Nähe, und selbst wenn Bezugspersonen im gleichen Ort leben, gibt es nicht mehr die Selbstverständlichkeit der täglichen Begegnungen, wenn man Tür an Tür oder Haus an Haus lebt. Jede Begegnung ist mit einem Besuch verbunden.

Zugleich: Gerade wenn ein Mensch verletzlich ist, der Körper durch Einschränkungen oder Schmerzen Kummer bereitet, ein Mensch sich in der Demenz verliert, entsteht besonders das Bedürfnis nach menschlicher Nähe: dass ich nicht allein bin, dass jemand da ist, *für mich* da ist.

Aber auch: Beziehungen und Begegnungen werden häufig innerlich erlebt, im Erinnern und Erzählen. Das haben Sie sicher schon häufiger erlebt: das Strahlen in den Augen, wenn jemand davon berichtet, dass der Enkel jetzt das Abi geschafft hat. Und die Innigkeit oder Lebendigkeit im Blick, wenn jemand von den Reisen erzählt, die er mit dem verstorbenen Partner unternommen hat.

All dies werden Sie bei den Menschen, die Sie betreuen, immer wieder in den unterschiedlichsten Formen erleben: den Verlust nahestehender Personen, das Bedürfnis nach Beziehung und Nähe, die verschiedenen Weisen, in denen alte Menschen Beziehungen leben, trotz Trennung.

Sie können viel dafür tun, um mit den einzelnen alten Menschen „gut in Kontakt" zu sein. „Machen" können Sie Beziehung nicht. Der andere hat seinen Anteil daran. Und die Art und Weise, wie der andere auf mein Kontaktangebot reagiert, kann sehr verschieden ausfallen:

- Der eine kommt mir auf halber Strecke entgegen, sodass mir der Weg wie ein Spaziergang vorkommt,

- der andere kann mir vielleicht nur so weit entgegenkommen, dass er mit nonverbalen Zeichen ein ungefähres Gefühl vermittelt, ob das, was ich tue, für ihn gut ist oder nicht. Dann werde ich mich im Kontakt häufig unsicher fühlen.• Manch einer kommt mir (zunächst) keinen einzigen Schritt entgegen. Dann wird es Arbeit: Immer wieder mache ich Schritte auf ihn zu, und immer wieder komme ich unverrichteter Dinge zurück.
- Und wieder einer kommt mir vielleicht entgegengerannt, ich habe den Eindruck, er will sich an mir festklammern, und das bewirkt, dass ich am liebsten den Rückzug antreten möchte.

Für das Thema Kontakt und Beziehung gilt das Gleiche wie für das Verstehen: Man muss es nicht permanent „zum Thema machen" und analysieren. In vielen Fällen entwickelt sich eine gute und für beide Seiten stimmige Beziehung ohne jede Anstrengung. Trotzdem sollten Sie etwas über professionelle Beziehungsgestaltung wissen. Dass es in der psychosozialen Betreuung „unkomplizierte" und „schwierige" Beziehungen gibt, ist normal. Sie können sich die Menschen, die Sie betreuen, ja nicht aussuchen. Aber ebenso wenig können Sie diejenigen, mit denen sich der Kontakt *kompliziert* oder *schwierig* gestaltet, links liegen lassen.

Der amerikanische Psychologe Carl Rogers hat mehrere professionelle Haltungen beschrieben, die für gute Beziehungen in der Arbeit mit Menschen wichtig sind.[13] *Empathisch* zu sein, bereit, die innere Perspektive des anderen einzunehmen, ist eine davon, über die bereits berichtet wurde. Die beiden anderen (Kongruenz und Wertschätzung) folgen gleich.

13 Rogers & Stevens, 1984

Nun werden Sie vielleicht denken: Was sollen wir uns mit den Theorien eines Psychologen auseinandersetzen? Wir führen ja keine Therapien durch. Das ist richtig. Aber die Arbeiten von Rogers haben heutzutage Eingang in viele Beratungs- und Pflegekonzepte gefunden. Sie wurden auch in das Konzept der Validation[14] übernommen.

Echtheit – Kongruenz

„Pass auf mit Herrn L.!", sagt mir die Kollegin von der Pflege, „der ist heute wieder auf hundertachtzig!" Oje … Bis ich vor der Zimmertür stehe, sind schon alle möglichen Szenarien durch meinen Kopf gezogen. Hilft nix!, denke ich, da musst du jetzt durch. Ich schlucke, pflanze mir ein Lächeln ins Gesicht und drücke die Klinke. „Guten Morgen, Herr L.", flöte ich, „heut' sehen Sie aber schick aus …"

Wir Menschen spüren in der Regel recht gut, wer uns aufrichtig gegenübersteht und wo eine Freundlichkeit „Fassade" ist. Menschen, denen wir anmerken, dass ihr Verhalten nicht „echt" ist, werden wir nicht vertrauen. Ohnehin fühlen wir uns nicht ernst genommen. Und, verflixt noch mal, warum veranstaltet der andere diesen Zirkus überhaupt?

Insbesondere Menschen mit Demenz haben oft ganz feine Antennen für „echtes" und „unechtes" Verhalten. Mein fröhliches „Guten Morgen" kommt dann weniger an als mein inneres Gefühl „Hoffentlich geht das gut!".

14 Ein Konzept für das Verstehen und bessere Umgehen mit Menschen mit Demenz. Kenntnisse in Validation gelten in der Praxis als ein „Muss", wenn man mit Menschen mit Demenz arbeitet.

Kongruenz bedeutet, dass ich mich bemühe, im Kontakt mit dem alten Menschen so weit wie möglich *ich selbst* zu bleiben. Das heißt nicht, dass ich alles von mir zeige, was mich momentan bewegt. Hilfreich finde ich hier einen Satz, der Helmut Schmidt zugeschrieben wird: „Ehrlichkeit verlangt nicht, dass man alles sagt, was man denkt. Ehrlichkeit verlangt nur, dass man nichts sagt, was man nicht auch denkt."

Übertragen auf die Betreuung würde das heißen:

- … dass ich einem Menschen, den ich betreue, nicht ein Gefühl „vorspiele", das ich gar nicht empfinde. Ich muss die Sorge, die ich vor der Begegnung mit Herrn L. habe, nicht mit aufgesetzter Heiterkeit zukleistern. Ehrlicher wäre es, abwartend in die Begegnung zu gehen und erst mal zu schauen, wie ich Herrn L. tatsächlich antreffe.
- … dass ich mich nicht zu einer persönlichen Geste „zwinge", wenn ich keinen inneren Impuls dazu verspüre, – nur weil ich meine, das „müsste jetzt sein".
- … und dass ich keine Beziehungsversprechungen mache, die ich nicht halten kann. So ein Versprechen wäre beispielsweise: „Ich kümmere mich ganz besonders und vor allem um Sie!" Manche (nicht nur alte) Menschen sehnen sich ganz ungeheuer nach einer Person, die vollkommen für Sie da ist, so wie es einst die Mutter war. Das ist, wenn ich in eine hilfsbedürftige Lage gerate, eine durchaus natürliche Reaktion. Als sensibles Gegenüber nehmen Sie dieses Bedürfnis wahr und reagieren vielleicht instinktiv darauf. Aber das ändert nichts daran, dass Sie zu einer bestimmte Zeit nach Hause gehen, dass, während Sie nicht da sind, Kollegen sich um den Menschen kümmern und dass Sie, wenn Sie da sind, auch andere Menschen zu betreuen haben. Grenzen zu ziehen ist deshalb ein Akt der Fairness.

Bedingungsfreie Wertschätzung

Manche alte Menschen wachsen einem im Laufe der Zeit regelrecht ans Herz. Zu anderen hat man vielleicht eher ein distanziertes oder oberflächliches Verhältnis. Das ist normal. Aber: Ohne ein Mindestmaß an Interesse und positiver Wertschätzung wird es schwierig.

Wenn mir die Wertschätzung für einen alten Menschen schwerfällt, macht es keinen Sinn, mir deswegen Vorwürfe zu machen. Eine sinnvolle Frage ist dagegen die: Was empfinde ich gegenüber dieser Person? Ist sie mir einfach fremd, ärgere ich mich über sie, fühle ich mich abgestoßen? Und diese Frage führt zu nächsten: Was sind mögliche Ursachen dafür?

Hier ein paar Beispiele:

Ich ärgere mich über den Menschen, weil er meine Erwartungen nicht erfüllt

Typische Erwartungen, die Mitarbeitende an alte Menschen stellen, sind:

- Rücksicht darauf, dass meine Zeit und Nerven begrenzt sind
- Anerkennung für meinen Einsatz, vielleicht sogar eine gewisse Dankbarkeit
- aktive Mitarbeit
- „vernünftiges" Verhalten.

Ist der alte Mensch wirklich zu diesen Dingen verpflichtet? Manches, zum Beispiel das Umgehen mit meinen Ressourcen, muss ich schon selbst übernehmen. Anerkennung braucht jeder, um zufrieden arbeiten zu können. Aber dafür ist in erster Linie mein Arbeitgeber zuständig, nicht der alte

Mensch. Genial ist es, wenn es mir gelingt, alte Menschen „bedingungsfrei“ wertzuschätzen. Humor kann dabei helfen.

Frau W. hat mich auf ihre unverwechselbar knorrige Art einmal wieder aus dem Zimmer hinauskomplimentiert, weil sie ihre Ruhe will. „Jetzt hat sie es mir aber gegeben!“, sage ich augenzwinkernd zu meiner Kollegin.

Nicht jeder ist „Sympathieträger“

Es gibt Menschen, denen fliegen alle Sympathien zu. Andere machen es einem nicht leicht, sie gern zu haben: Sie sind schroff, mürrisch, erscheinen wehleidig – was auch immer. In so einem Fall tun sich viele im Team schwer mit dieser Person.

Hilfreich kann es in diesem Fall sein, in Erfahrung zu bringen oder sich im Team darüber auszutauschen, was dieser „schwierigen“ Person am Herzen liegt: Personen, Tätigkeiten, Erinnerungen usw. Wenn man sich einem Menschen über das nähert, was ihm wichtig ist, findet man leichter einen positiven Zugang:

Frau N. war zunächst verschlossen und abweisend, wir haben den Kontakt mit ihr vermieden. Durch Zufall haben wir dann erfahren, dass sie früher einen Hund hatte, den sie über alles liebte. Als wir sie darauf ansprachen, hat sie zum ersten Mal gelächelt. Jetzt kommt regelmäßig der Hundebesuchsdienst zu ihr, und man muss wirklich sagen: Wenn der Hund im Raum ist, ist Frau N. ein anderer Mensch. In dieser Situation blüht sie richtig auf!

Das Verhalten eines Menschen fordert mich/uns heraus

Manche Verhaltensweisen bringen das ganze Team an seine Grenzen. Aggression, Schreien, Distanzlosigkeit, aber auch Apathie oder permanentes

Jammern – dies alles sind nur Beispiele für herausforderndes Verhalten. Wenn ein solches Verhalten auftritt, gilt es, Ursachen und Lösungen zu finden. Denn in der Regel leidet der Mensch selbst genauso unter der Situation wie die anderen, ganz abgesehen davon, dass eine gute Beziehung hier nur schwer aufrechterhalten werden kann. Speziell für solche Fälle wurde das Konzept der verstehenden Diagnostik entwickelt (siehe dazu auch Kapitel 14).

Manchmal stimmt auch einfach die „Chemie" nicht: Ich finde einfach keinen „Draht" zu Herrn G., meine Kollegin dagegen versteht sich prima mit ihm. Wenn es in der Einrichtung für die Betreuung ebenfalls ein „Bezugssystem" gibt, wie bei der Pflege üblich, findet sich hier vielleicht die Lösung, dass meine Kollegin die Betreuung von Herrn G. übernimmt.

Was sehe ich im anderen? Was sieht der andere in mir?

In unseren Begegnungen mit anderen Menschen, egal ob beruflich oder privat, schwingen oft auch Vorerfahrungen mit ähnlichen Personen oder Personengruppen mit. Und es kommt vor, dass Sie gegenüber einem Menschen Zuneigung oder Abneigung entwickeln, ganz einfach deshalb, weil der Mensch irgendetwas in Ihnen wachruft, das Sie schon kennen. Dazu zählen:

- Ihre generellen Erfahrungen mit alten Menschen: Gibt es alte Menschen, die Ihnen als Kind, Jugendlicher oder Erwachsener begegnet sind und die Ihnen nachhaltig im Gedächtnis geblieben sind? Was waren das für Menschen? Was fanden Sie prägend?
- Ihre Erfahrungen mit der Eltern-/Großelterngeneration: Je nachdem, wie alt Sie sind, gehören die Menschen, die Sie betreuen, Ihrer Eltern- oder Großelterngeneration an. Auch das beeinflusst das Verhältnis.

Wenn die Menschen in etwa Ihrer Elterngeneration angehören: Wie stehen Sie zu dieser Generation, zu ihren Idealen und Werten? Hatten Sie in Ihrem Leben eher eine Nähe oder eher das Bedürfnis, sich abzugrenzen?

- Erfahrungen mit einzelnen Persönlichkeiten: Der Tonfall von Herrn Z. nervt mich, denn er erinnert mich penetrant an einen alten Lehrer, mit dem ich nicht gut klarkam.

Manchmal „erben" wir auch Gefühle eines anderen Menschen, ohne dass uns das bewusst wird. „Ich bin platt, ich kann nicht mehr", sagte mir ein Kooperationspartner nach einstündiger Arbeitsbesprechung, „all das ist extrem kompliziert und anstrengend." Das war eine Sitzung gewesen, die ich eigentlich hätte absagen sollen, weil es mir an dem Tag überhaupt nicht gut ging. Die meiste Energie hatte ich darauf verwendet, mir nichts anmerken zu lassen. Der Kooperationspartner wusste nichts von meiner Situation, aber meine Stimmung hat ihn trotzdem „infiziert".

Manchmal gehen Sie aus dem Zimmer eines alten Menschen mit einem Gefühl von Hoffnungslosigkeit oder von Ärger oder von Anspannung, das eigentlich gar nicht Ihnen gehört, sondern dem Menschen, den Sie gerade verlassen haben. Dann sollten Sie, wenn irgend möglich, eine kurze Pause einlegen, um dieses Gefühl abzuschütteln: Tief durchatmen, ein kurzer Gang an die frische Luft, was auch immer – damit das Gefühl nicht für den Rest des Tages an Ihnen kleben bleibt.

Was für Sie gilt, gilt auch für Ihr Gegenüber. Deshalb kann es geschehen, dass Sie das Gefühl haben, ein alter Mensch sieht Sie durch eine ganz bestimmte Brille, identifiziert Sie mit einer Person oder mit einer Rolle:

- die Enkelin, an deren persönlichem Wohlergehen Frau H. intensiv Anteil nimmt
- eine resolute Tochter, wenn Sie Frau D. dazu ermuntern, Sie nach draußen zu begleiten
- die Fürsprecherin gegenüber den Pflegenden, weil Frau R. sich von Ihnen verstanden fühlt und von den anderen nicht.

Wenn man diesem Gefühl „er/sie sieht in mir …“ nachgeht, kommt man allein oder im Gespräch mit einem anderen Menschen häufig darauf, was das für eine Rolle sein kann. Allein dieses Wissen ist schon einmal Gold wert: Es hilft mir, diese Rolle nicht einfach zu übernehmen. Denn dies kann fatale Folgen haben. Wenn ich die Rolle der liebenden Enkelin übernehme, entwickele ich unter Umständen das Gefühl, ich muss Frau H. doch wesentlich mehr geben. Ich gehe nach Dienstschluss noch mal vorbei, schreibe ihr aus dem Urlaub … Wenn ich in die Rolle der Fürsprecherin gehe, dann sind Konflikte mit den Kollegen mehr oder weniger vorprogrammiert. Denn diese fühlen sich dann rasch in die Rolle der „Bösen“ gedrängt.

Nähe und Distanz

Beziehungen sind individuell unterschiedlich: im einen Fall vertrauter, im anderen distanzierter. Beziehungen in der Betreuung sind nicht standardisierbar. Bisher ging es vor allem um emotionale Nähe und Distanz. In der Betreuung alter Menschen spielt aber auch die körperliche Nähe und Distanz eine wichtige Rolle.

Im Alltag der Pflege und Betreuung ist zweckgebundener Körperkontakt an der Tagesordnung: Hilfestellungen, sei es bei der Körperpflege, bei der Mobilität und in anderen Bereichen, gehen mit Körperkontakt einher. Bereits hier ist nicht egal, *wie* ich berührt werde, ob ruppig oder sanft, unachtsam oder bewusst, behutsam oder überfallartig. Unachtsame, unpassende und unangenehme Berührungen erleben wir als „Anfassen". Auch wenn pflegebedürftige Menschen dies nur selten von sich aus thematisieren: Sie unterscheiden bei helfenden Personen sehr wohl diese unterschiedlichen Qualitäten der Berührung. Es ist entscheidend für mein Wohlbefinden, ob ich mich „berührt" oder „angefasst" fühle.

Berührt zu werden, ist eine der ersten menschlichen Erfahrungen auf dieser Welt, und eines der tiefsten menschlichen Bedürfnisse überhaupt. Bei schwerstpflegebedürftigen Menschen kann es der einzige Weg zu Kontaktaufnahme und Beziehung sein. Und häufig lesen Sie in Fachbüchern, dass die Kommunikation mit Menschen mit Demenz verbessert wird, wenn sie durch Berührung begleitet wird. Berührung kann Zuneigung ausdrücken, Trost, Beistand und Ansprache. Aber auch unausgesprochene Hierarchien:

Ich stehe am Rollstuhl und schaue auf den alten Herrn hinunter. Ich lege ihm die Hand auf die Schulter als Zeichen der Verbundenheit. Kommt dieses Zeichen an? Der Mann muss zu mir aufschauen, und kann, da ich stehe und er sitzt, die Berührung kaum gleichwertig erwidern. Vielleicht nimmt er wahr: Sie ist hier der „Chef", ich muss mich fügen. Sie schaut auf mich herab, und sie darf mich berühren, wie es ihr beliebt.

Es gibt unausgesprochene kulturelle Regeln, wie nah man einem Menschen kommen darf. Die Proxemik, die das Verhalten von Menschen zueinander im Raum untersucht, hat Abstände ermittelt, die Gesprächspartner zueinander einnehmen:[15] Einem vertrauten Menschen nähere ich mich bis etwa 45 cm. Zwischen einem unbekannten Gesprächspartner und mir liegt dagegen ein Abstand von über einem Meter. Und dann gibt es noch die sogenannte „Intimdistanz", näher als 45 cm, die eigentlich (wenn ich nicht gerade im überfüllten Bus stehe) nur Personen einnehmen dürfen, die mir wirklich sehr nahestehen. Pflegebedürftige Menschen müssen damit zurechtkommen, dass andere immer wieder in ihre räumliche Intimsphäre eindringen, auch wenn diese mit ihnen gar nicht eng verbunden sind. Dessen sollten sich alle Mitarbeitenden bewusst sein.

Jeder hat auch eine persönliche „Berührungsgeschichte" und entsprechende Prägungen: angefangen bei der „Berührungskultur" in der eigenen Ursprungsfamilie, später dann Berührungsgewohnheiten mit Freunden und Familienangehörigen. Früher waren zum Beispiel die französischen „Bises", die Wangenküsse zur Begrüßung, völlig unüblich. Heute gibt es sie häufiger, und öfter passiert es mir, dass ich, wenn ich einen Freund begrüße, kurz überlegen muss: – Umarmung oder Bises?

Manch ein alter Mensch hat in seinem Leben die schreckliche Erfahrung gemacht, dass sein persönlicher Schutzraum, seine Intimdistanz, auf brutale Weise verletzt wurde. Solche Erinnerungen können in Pflegesituationen, in denen ihm wieder andere sehr nahe kommen, reaktiviert werden und erneutes Leid auslösen.

Wie nahe ich einem Menschen kommen kann oder darf, und er mir, hängt ab von der Situation, unserer Beziehung, von seinen Bedürfnissen, aber auch von meinen Bedürfnissen. Es ist deshalb gut, sich seine eigenen Berührungs-

15 https://de.wikipedia.org/wiki/Proxemik#Einteilung_der_Distanzen

gewohnheiten klarzumachen: Wie wurde in meiner Familie mit Intimität und Berührung umgegangen? Bin ich jemand, der andere rasch umarmt, oder ist dies für mich schon ein Zeichen großer Intimität? In welchen Situationen erlebe ich Berührung als angenehm, ich welchen nicht? Wer darf mich wo berühren?

Manche Menschen verlieren, meist im Zuge einer Demenz, die Fähigkeit, das richtige Maß an Nähe und Distanz zu erspüren. Oder jemand verwechselt mich mit einer vertrauten Person und kommt mir deshalb zu nahe. Das muss ich nicht hinnehmen. Ich kann die Hand, die mich berührt, behutsam, aber bestimmt, wegnehmen. Und wenn dieses Signal nicht ausreicht, auch klar sagen, dass ich das nicht möchte. Um die Berührungsbedürfnisse und -grenzen eines alten Menschen zu erschließen, hilft wiederum die Kunst des Verstehens weiter. Und soweit es möglich ist, sollte man sich und dem alten Menschen hier Zeit geben.

4. Biografiearbeit: ja, aber richtig!

Biografiearbeit? Ganz wichtig. Unverzichtbar in der Pflege und Betreuung alter Menschen! Vielleicht haben Sie Sätze wie diesen schon während Ihrer Ausbildung gehört. Es gibt wohl kaum ein Pflegeheim, in dem die verantwortlichen Personen nicht sagen würden: Selbstverständlich machen wir Biografiearbeit! Aber warum eigentlich?

In diesem Kapitel geht es darum, …

- Gefahren zu benennen, die die Biografiearbeit mit sich bringen kann, wenn sie gedankenlos betrieben wird

- zu klären, aus welchen Gründen sich Mitarbeitende mit den Lebensgeschichten der alten Menschen, die sie begleiten, vertraut machen dürfen und sollten
- Tipps zu geben, worauf man bei guter Biografiearbeit achten sollte.

Übrigens: Es gibt nicht „die" Biografiearbeit. Das merken Sie, wenn Sie verschiedene Kollegen einmal fragen: „Was genau ist für dich Biografiearbeit?" Grund genug für Sie, sich Gedanken zu machen: Wann, wo und wie wird in meiner Einrichtung Biografiearbeit praktiziert? Und worauf kommt es mir selbst an, wenn ich die Biografie des alten Menschen in meine Arbeit einbeziehe?

Biografie und Lebenslauf

Jede Lebensgeschichte hat eine äußere und eine *innere* Seite. Die äußere Seite setzt sich aus den Daten und Fakten zusammen: Wann bin ich geboren und wo? Bin ich Einzelkind oder habe ich Geschwister? Welche Schule habe ich besucht und welchen Abschluss habe ich gemacht? Was ist mein Beruf? Habe ich geheiratet, Kinder bekommen?

Angenommen, Sie würden von einem anderen Menschen ausschließlich den Lebenslauf kennen – dann wüssten Sie schon ziemlich viel über ihn. Allerdings: Über seine Biografie wüssten Sie noch nichts.

Das Wort „Biografie" setzt sich aus zwei griechischen Worten zusammen: „Bios" (Leben), „grafein" (schreiben). Biografie ist die Lebensgeschichte eines Menschen, so wie *er sie erlebt hat und erinnert*. Überlegen Sie: Welche guten und vielleicht auch weniger guten Erinnerungen kommen Ihnen in den Sinn, wenn Sie an Ihre Kindheit denken? Sind Sie gerne zur Schule gegangen? Was war Ihr Lieblingsfach? Wie war es, als Sie sich zum ersten Mal verliebten? Wie sind Sie zu Ihrer Berufsentscheidung gekommen, und war das Ihr Wunschberuf? Sind Sie gerne verreist? Urlaub am Meer oder in den Bergen? Was war und ist Ihnen außerdem wichtig – Familie, Hobbys?

Die Geschichten, die Sie erzählen, wenn Sie auf solche oder ähnliche Fragen antworten: Das ist Ihre Biografie.

Was macht Biografie aus?

- **Sie „gehört" dem Menschen, der sie erlebt hat.** Man muss einen Menschen schon gut kennen, wenn man seine Biografie einigermaßen authentisch wiedergeben will.
- **Die Geschichten, aus denen Biografie besteht, sind vom Erinnern abhängig.** Vieles aus Ihrem Leben haben Sie vergessen, anderes werden Sie wahrscheinlich nie vergessen. Manches kommt Ihnen erst wieder in den Sinn, wenn irgendein Reiz aus der Umgebung Sie darauf bringt. Beispiel: Sie hören eine alte Musik, die Sie in einer früheren Lebensphase viel gehört haben.
- **Die eigene Sicht auf „früher" ändert sich im Lebenslauf.** Mit Abstand betrachtet, stellt sich manches Lebensereignis anders dar: Vielleicht sieht man im Nachhinein etwas Gutes in einer Situation, die einem damals nur schlimm vorkam. Oder umgekehrt sieht man kritischer, was man damals ungeteilt positiv erlebte. Das heißt: Die gleiche Geschichte kann, je nach Lebensphase, unterschiedlich erzählt werden.

Warum Rückschau im Alter wichtig ist

Menschen, die zu Ihnen in die Einrichtung kommen, haben viele Jahre Lebenszeit hinter sich. Nicht jeder alte Mensch erzählt gerne und viel von „früher". Und doch werden Sie feststellen, dass das Zurückschauen für alte Menschen oft eine größere Wichtigkeit hat als in jüngeren Jahren. Dafür gibt es mehrere Gründe.

Der Psychologe Erik H. Erikson[16] hat ein Modell von Entwicklungskrisen entwickelt, vor die Menschen in unterschiedlichen Lebensphasen gestellt sind. Das Alter, sagt er, bringt für den Menschen die Notwendigkeit, sein gelebtes Leben so zu nehmen und zu akzeptieren, wie es war: das Gute darin zu erkennen und seinen Frieden zu machen mit dem, was nicht gut war. Um das zu schaffen, ist es notwendig, zurückzudenken. Vielen Menschen hilft bei diesem Prozess der Akzeptanz auch das Erzählenkönnen, wenn sie jemanden haben, der ihnen mit innerer Anteilnahme zuhört.

Außerdem gibt die eigene Lebensgeschichte Halt, wenn im Alter Situationen auftreten, mit denen der Mensch nicht gut fertigwird. „Ich bin ja doch ein alter Mann!", schimpft ein Freund von mir und rappelt sich mühsam hoch. Mit dreiundachtzig Jahren kommt man eben nicht mehr so leicht zum Reparieren unters Auto! Von früheren Zeiten erzählen zu können, als er in seiner Firma noch eine ganze Abteilung leitete, tut ihm da sichtlich gut. Sich zu erinnern bedeutet hier, sich bewusst zu machen, dass man im Kern immer noch derselbe Mensch ist, auch wenn vieles nicht mehr so geht wie früher.

16 vgl. Erikson, 1988, zit. n. Maercker, 2015, S. 34

Bei Menschen mit Demenz bedeutet die Biografie noch mehr: In der Gegenwart wird vieles vergessen, erscheint verwirrend und nicht verstehbar. Die Vergangenheit ist dagegen noch länger im Kopf präsent. Sich zu erinnern schafft Vertrautheit und Sicherheit.

Ist das Erinnern denn immer gut? Manche Menschen haben in ihrem Leben schlimme Dinge erlebt, die ein Trauma hinterlassen haben. Das gilt für viele Menschen, die Krieg und Vertreibung ausgesetzt waren. Wenn solche Erinnerungen wieder hochkommen, kann das für den Menschen furchtbar sein. Wenn man in der Betreuung darüber Bescheid weiß, sollte man natürlich versuchen, entsprechende Auslöser zu vermeiden. Häufig erfährt man es aber nicht. Deshalb: Wenn Sie Situationen erleben, in denen ein alter Mensch ungewöhnlich heftig auf etwas reagiert, beispielsweise mit Angst oder Aggression, denken Sie daran, dass es auch alte Traumata sein können, die solche Reaktionen auslösen.

Vom Biografiebogen

In dem Film „Der Tag, der in der Handtasche verschwand" fragt die alte Frau Mauerhoff ganz verzweifelt die Kamerafrau: „Kann ich nicht irgendwo hinkommen, wo man mich kennt?" Um in Pflege und Betreuung gut auf einen Menschen eingehen zu können, ist das Wissen um biografische Themen eine wichtige Unterstützung. Es hilft Mitarbeitenden, …

- „den Menschen als Ganzes zu sehen", wie es eine Mitarbeiterin im gleichnamigen Buch von Berendonk[17] formuliert, das heißt: den Menschen in dem zu sehen, was er erlebt und geleistet hat, was ihm wichtig war und ist, was ihn als Person ausmacht

17 Berendonk, 2015

- Zugang zu dem Menschen zu finden
- ihm zu helfen, sich zu erinnern und in der Erinnerung Halt zu finden
- gezielt Themen in den Alltag zu bringen, die dem Menschen auch heute noch am Herzen liegen und ihm Freude schenken.

Viele Pflegeeinrichtungen haben einen Biografiebogen, der nach Möglichkeit für jeden Bewohner ausgefüllt wird. Früher war dies oft das einzige Instrument der Biografiearbeit, das es vor Ort gab, und es lag in vielen Fällen ungenutzt in der Akte herum. Heutzutage lassen sich viele Einrichtungen zum Glück mehr einfallen und arbeiten mit Konzepten, um das, was da aufgeschrieben wird, auch zu nutzen.

Allerdings kann Biografiearbeit auch falsch betrieben werden. Das passiert dann, wenn Mitarbeitende einem der folgenden Irrtümer unterliegen:

- *Wir haben ein Recht darauf, alles zu wissen!*
  Das haben Sie natürlich nicht. Aber in der Pflege und Betreuung gehört es für Mitarbeitende zur Normalität, den Menschen sehr nahe zu kommen. Und so finden sie manchmal gar nichts dabei, viele und intime Details aus dem Leben einer Person zu sammeln und im Team auszutauschen. Wenn wir einen Menschen betreuen und pflegen, berechtigt uns das nicht dazu, dass sein Leben vor uns ausgebreitet wird wie ein offenes Buch. Optimalerweise wissen Sie exakt so viel über einen betreuten Menschen, wie dieser Ihnen selbst erzählen würde.
- *Wir müssen so schnell wie möglich Biografiedaten erheben, damit wir effektiv planen können!*
  Hand aufs Herz: Wem erzählen Sie persönliche Geschichten aus Ihrem Leben? Doch wahrscheinlich nur einem Menschen, den Sie gut kennen und dem Sie vertrauen. Es stellt sich also die Frage: Will ein Mensch, der

neu im Pflegeheim ist, wirklich sofort alles von sich preisgeben? Und ist es fair, alle Fragen gleich in der ersten Woche zu stellen?

- *Alles „von früher" ist heute noch wichtig!*
  Ein Beispiel: *Auf dem Nachttisch von Frau G. steht ein gerahmtes Foto, das Bild eines Mannes. Der Mann ist ihr fremd, das Foto beunruhigt sie. Dass sie einmal mit ihm verheiratet war, hat sie vergessen.*
  Ein nicht dementer Mensch wird Ihnen in einer solchen Situation vielleicht sagen: Nehmen Sie das Bild weg, der Mensch interessiert mich heute nicht mehr! Bei Menschen mit Demenz müssen Sie selbst darauf achten, oft durch gute Beobachtung, ob bestimmte Dinge noch Bedeutung haben.
- *Der beste Weg der Biografieerhebung läuft über die Angehörigen.*
  Hier kann ich Ihnen einen kleinen Test empfehlen: Nehmen Sie den Biografiebogen der Einrichtung, in der Sie arbeiten, und bitten Sie unterschiedliche Freunde und Angehörige, diesen Bogen für Sie selbst auszufüllen. Es ist spannend zu lesen, was andere über Ihre Vorlieben, Abneigungen und Wünsche schreiben! Aber ob Sie es auch so geschrieben hätten? Biografisches Wissen, das nicht von der Person selbst stammt, ist immer auch gefärbt von der Sichtweise dessen, der die Information weitergibt. Das heißt nicht, dass das Wissen wertlos wäre! In unserem DEMIAN-Projekt[18] haben wir festgestellt, dass viele gute Hinweise über das, was den Teilnehmern wichtig war, von Angehörigen kamen. Aber noch wichtiger ist es, die Person selbst zu fragen.
- *Der Mensch verändert sich im Alter nicht mehr!*

18 Der Name DEMIAN steht für den Projekttitel „Demenzkranke Menschen in individuell bedeutsamen Alltagssituationen". In diesem Forschungsprojekt, das von 2004 bis 2010 am Institut für Gerontologie der Universität Heidelberg durchgeführt wurde, haben wir ein Konzept entwickelt, mit dessen Hilfe Lebensqualität und Wohlbefinden von Menschen mit Demenz auf einfache Weise gefördert werden können. Eine ganze Reihe von Beispielen in diesem Buch sind dem DEMIAN-Projekt entnommen.

Auch dies ist ein Irrtum. Mehr als einmal haben mir Betreuungskräfte von Situationen wie dieser berichtet: Weil eine alte Dame von den Angehörigen als „leidenschaftliche Hausfrau“ vorgestellt wurde, die ihr ganzes Leben hinterm Herd verbracht habe, wird sie in die Hauswirtschaftsgruppe einbezogen. Empört betrachtet sie die Kartoffeln auf ihrem Schoß, die zu schälen Sie gebeten wurde: „Hab ich das nicht lange genug gemacht? Gibt es für unsereinen denn gar keinen Ruhestand?“ Es gibt keinen Grund, warum Menschen nicht auch im Alter neue Interessen entwickeln können!

Gute Biografiearbeit – worauf Sie achten sollten

Biografiearbeit ist ein wichtiges Element der Begleitung alter Menschen, wenn sie vernünftig und nicht gedankenlos praktiziert wird. Je nachdem, welche Rolle die Biografiearbeit an Ihrem Arbeitsplatz spielt, haben Sie ein gutes oder auch ein weniger gutes Konzept von Biografiearbeit zur Verfügung. Aber unabhängig davon haben Sie die Möglichkeit, selbst auf bestimmte Dinge zu achten.

- Lebensgeschichten sind etwas Persönliches. Wenn Ihnen ein alter Mensch von sich erzählt, dann deshalb, weil er Ihnen vertraut. Das bedeutet für Sie, ebenfalls sorgsam mit dem umzugehen, was Ihnen erzählt wird.
- Sie müssen nicht die ganze Lebensgeschichte des Menschen kennen. Biografiewissen ist wie ein Puzzle, das nie vollständig sein wird. Aber wenn Sie ein paar für den Menschen wichtige Puzzleteile kennen, ist dies eine wertvolle Arbeitsbasis.
- Geben Sie dem Menschen so weit als möglich die Chance, Ihnen seine Geschichte selbst zu erzählen. Damit geben Sie ihm die Vollmacht, zu

entscheiden, was er Sie wissen lassen will oder nicht. Und es gibt Ihnen einen viel besseren Einblick. Es ist ein Unterschied, ob ich im Biografiebogen gelesen habe: „… hat früher viele Bergwanderungen unternommen“ oder ob mir der alte Mensch selbst von seinen Touren berichtet. Dann erfahre ich unmittelbar, was dieses Ereignis für den Menschen heute bedeutet, und komme auch leichter auf Ideen, wie ich dieses Thema in die Betreuungsarbeit einbauen kann.

- Bedenken Sie, dass nicht für jeden alten Menschen und seine Angehörigen unmittelbar klar ist, warum sie nach biografischen Dingen gefragt werden. Gerade am Anfang kann es wichtig sein, anhand von Beispielen zu erklären, dass Sie deshalb nachfragen, damit Sie besser auf individuelle Bedürfnisse eingehen können.
- Konkrete Fragen sind meist einfacher zu beantworten als abstrakte. Wenn ich Sie fragen würde: „Was ist Ihnen im Leben wichtig?“ verlangt das viel Nachdenken. Aber wenn jemand Sie fragt: „Was machen Sie am liebsten, wenn Sie mal Zeit haben?“ fällt Ihnen sicher sofort etwas ein.
- Achten Sie auf passende Gelegenheiten und Anknüpfungspunkte. Die wirklich wichtigen Geschichten erzählen alte Menschen häufig dann, wenn Sie den Biografiebogen gar nicht zur Hand haben: *Weil es heute den Kuchen gibt, den die Mutter früher gebacken hatte. Weil dieses Lied aus der Stereoanlage genau damals lief, als …* Wenn Sie solche Momente nutzen, bekommen Sie unter Umständen sehr lebendige Geschichten zu hören.
- Menschen mit einer fortgeschrittenen Demenz haben häufig große Schwierigkeiten mit dem Erzählen. Hier ist geduldiges Zuhören und unter Umständen auch Hilfestellung erforderlich. Geschichten von Menschen mit Demenz sollten nicht übergangen werden, nur weil sie gerade keinen Sinn ergeben.

- Achten Sie darauf, wie die von Ihnen geplanten biografischen Aktivitäten beim alten Menschen „ankommen“: Einmal saß ich mit einem dementen Herrn in seinem Zimmer und betrachtete mit ihm ein altes Fotoalbum. Es hieß, der Herr habe eine große Verbundenheit zu seinem Heimatort, da boten sich die alten Fotos an. Ich versuchte, mit ihm über diese Fotos ins Gespräch zu kommen, merkte aber rasch, wie ihn meine Fragen in Bedrängnis brachten. *Wie hieß jener Platz? – Keine Ahnung. Waren das dort alte Arbeitskollegen? – Vielleicht ... Ja, den kenne ich, der war ... wie doch gleich ...?* Wir haben diese Aktion nicht wiederholt. Viel lieber war es dem alten Herrn, wenn der Hund des Heimleiters mit seinem Herrchen zu Besuch kam. Diesem Gast musste er nichts erklären.
- Jede persönliche Lebensgeschichte ist in eine historische Zeit eingebettet. Sie sollten etwas über die politischen und gesellschaftlichen Ereignisse jener Zeit wissen, in der die von Ihnen betreuten Menschen jung waren. Fragen Sie mal in die Runde, wie und wo Ihre alten Damen und Herren die Mondlandung erlebt haben! Solche prägenden historischen Ereignisse können ein spannender Ausgangspunkt für Gespräche sein.

Die Biografie ist mit dem Einzug ins Pflegeheim nicht zu Ende! Der Bewohnerausflug, die Hochzeit der Enkelin, die Lieblingsecke im Eingangsbereich – all dies sind bedeutsame Dinge aus dem heutigen Alltag. Damit sie nicht in Vergessenheit geraten, hat eine Pflegeeinrichtung sogenannte Erinnerungsbücher entwickelt, die jeder Bewohner mit Unterstützung der zusätzlichen Betreuungskräfte führen kann. Diese enthalten Notizen und Fotos dessen, was momentan für den Menschen wichtig ist. Eine prima Idee!

5. Gut miteinander in Kontakt – auch bei Hindernissen

Eine gute Kommunikation ist Grundlage der Betreuung – wie auch in der Pflege! „Man kann nicht nicht kommunizieren", lautet ein bekannter Satz des Kommunikationsforschers Paul Watzlawick. Menschen nehmen sich gegenseitig andauernd wahr und reagieren aufeinander. Wahrnehmen, reagieren, sprechen, all das geht im Alltag so flüssig vonstatten, dass man nicht darüber nachdenkt. Es ist für uns eine Selbstverständlichkeit. Daher sind wir häufig aus dem Konzept gebracht, wenn diese Selbstverständlichkeit durch irgendetwas gestört wird. Sofort ist man unsicher, und diese Unsicherheit ist unangenehm. Sie kann so weit führen, dass man versucht, die Kommunikation mit der betreffenden Person zu vermeiden.

… Eigentlich wollte ich Frau L. beiläufig fragen, wie ihr der Kuchen schmeckt. Aber Frau L. hört so schlecht! Und dann muss ich meinen Satz dreimal formulieren, bis er angekommen ist. Ach nein, ich lasse es lieber.
… Warum heute kein Singkreis ist, erkläre ich lieber schnell Herrn M.s Tochter. Die kann es ihm ja dann übersetzen, sie hat die Zeit, die er zum Verstehen braucht, ich aber muss gleich weiter.
… Wenn ich Frau W. jetzt anspreche, will sie mit mir reden. Dann fängt sie an, nach Worten zu suchen. Und dann wird sie traurig, weil sie nicht herausbringt, was sie sagen will. Ich husche lieber schnell vorbei, bevor sie mich sieht.
… Herr G. kann fast nicht mehr sprechen. Macht es dann überhaupt noch Sinn, dass ich ihn anrede? Es fühlt sich so komisch an, keine richtige Antwort zu bekommen.

Vielleicht haben Sie solche Situationen auch schon erlebt. Situationen, in denen es Überwindung kostet, „trotzdem" das Gespräch zu suchen, und in denen Sie sich dann vielleicht sagen: Das kostet jetzt zu viel Zeit, und die habe ich nicht. Aber es gehört zum professionellen Handwerkszeug sowohl in der Pflege wie der Betreuung dazu, immer wieder Kontakt aufzunehmen, selbst wenn es schwierig ist.

Kommunikation ist lebenswichtig

Kommunikation ist mehr als nur der Austausch von Informationen. Wenn sich mir jemand zuwendet und mich anredet, erfahre ich, dass ich „gemeint“ bin; dass der andere mich als Gegenüber wahrnimmt. Umgekehrt: Wenn ich nicht mehr angesprochen werde, wenn andere sich nur noch über meinen Kopf hinweg unterhalten, heißt das für mich, dass ich für andere in gewisser Weise aufhöre zu existieren. Bei schwer pflegebedürftigen Menschen passiert es immer wieder, dass sie auf diese Weise quasi lebendig begraben werden, weil andere meinen „der bekommt ja nichts mehr mit“. Doch das stimmt nicht. Selbst Menschen, deren Bewusstsein stark beeinträchtigt ist, die beispielsweise im Koma liegen, können durch eine behutsame persönliche Ansprache noch erreicht werden – auch wenn sie nicht antworten können.

Kommunikation hat immer auch eine Gefühlsebene. „Bei mir ist alles in Ordnung!“, sagt meine Kollegin mit gepresster Stimme, die Stirn in Falten gezogen. Natürlich glaube ich ihr nicht. Allenfalls denke ich mir: Was immer sie gerade bedrückt, sie will es mir jetzt nicht erzählen. Menschen mit Demenz haben für diese unterschwellige Gefühlsebene oft ein besonderes Gespür. Sie spüren den hektischen Unterton in meiner Stimme, wenn mir etwas nicht schnell genug geht, oder den rechthaberischen Tonfall, wenn ich meine, den Menschen darüber belehren zu müssen, „wie die Dinge wirklich sind“.

Kommunikationsprobleme: Was sind die Ursachen?

Kommunikationsschwierigkeiten gehören in der Betreuung alter Menschen zum Alltag. Mein Gegenüber versteht mich nicht? Dann muss ich meine Sprechlautstärke wohl verdoppeln! Der Mensch ist alt, also vermutlich schwerhörig. So ergeht es alten Menschen immer wieder. Ich sehe den irritierten Blick, und schon rede ich in der doppelten Lautstärke (aber vielleicht im gleichen Tempo) weiter. Häufig mit wenig Erfolg. Es gibt viele Gründe, warum die Kommunikation mit alten Menschen erschwert sein kann. Wenn es Probleme gibt, ist es zunächst wichtig, die Ursache zu kennen.

Seh-Einbußen:

Für ein Gespräch macht es einen Unterschied aus, ob Sie Ihr Gegenüber sehen können oder nicht. Menschen, die blind zur Welt kommen oder früh erblinden, entwickeln andere Wege der Wahrnehmung. Wenn aber das Augenlicht erst im Alter stark abnimmt, dann fällt es vielen Menschen schwer, sich an ein Leben in der Dunkelheit zu gewöhnen. Eine alte Dame, die kürzlich erblindet war, erzählte mir einmal: „Ich gehe nicht mehr in Gesellschaft. Plötzlich wird man angeredet und weiß nicht, wer es ist. Und dann noch in einer größeren Gruppe! Rechts, links, von überall her kommen die Stimmen, und ich weiß dann nicht: Ging diese Frage an mich oder an jemand anderen …?“

Man ist einfach gewöhnt, Blickkontakt aufzunehmen. Wenn man das nicht mehr kann, ist es sehr irritierend. Einen blinden Menschen spreche ich im Zweifel mit Namen an (sodass er sich angesprochen fühlt) und sage, wer ich bin.

Sprechen und Sprachverständnis:

Wenn Menschen Probleme haben, zu verstehen, was Sie sagen, liegt dies häufig an altersbedingter Schwerhörigkeit. Aber nicht nur! Auch die Fähigkeit, das Gesagte gedanklich zu verarbeiten, kann im Zuge einer Demenz oder als Folge eines Schlaganfalls beeinträchtigt sein. Das ist insbesondere dann der Fall, wenn viele Informationen in kurzer Zeit auf den Menschen einwirken. Meine wichtigste Strategie besteht dann darin, dass ich mein eigenes inneres Sprechtempo reduziere, mir Zeit nehme, in aller Ruhe und Stück für Stück zu sagen, was ich sagen will. Die zweite Strategie ist, dass ich immer wieder kritisch prüfe: Sage ich zu viel auf einmal? Spreche ich klar? Ich achte darauf, bevor ich weiterrede, dass mein Gegenüber die Gelegenheit hatte, eine Information aufzunehmen.

Die genannten Krankheitsbilder können auch die Sprachproduktion beeinträchtigen, also die Fähigkeit, spontan, flüssig und verständlich zu sprechen. Auch hier ist Zeit ein wichtiger Faktor: Kann ich als Gegenüber warten, bis der alte Mensch die Worte gefunden hat? Prüfe ich durch Wiederholen und Nachfragen, ob ich richtig verstanden habe?

Störfaktoren in der Umgebung:

Viele Umgebungen im Pflegeheim sind für ein gutes Gespräch schlecht geeignet:

… Im Doppelzimmer hört die Mitbewohnerin mit, da mag Frau D. nicht sprechen.

… Im Flur hasten Menschen vorbei: eine Ablenkung, wenn sich jemand vielleicht ohnehin schlecht konzentrieren kann.

… Im Gemeinschaftszimmer läuft im Hintergrund der Fernseher, oder zwei andere Bewohner unterhalten sich in großer Lautstärke.

Als Mitarbeitender gewöhnt man sich rasch daran, Störfaktoren in der Umgebung auszublenden. Als alter Mensch gelingt das immer schlechter. Haben Sie deshalb ein waches Auge und Ohr für solche Störreize. Und wenn ein ruhiges Zimmer nicht erreichbar ist: Manchmal, wenn sich der alte Mensch bei mir oder ich mich bei ihm unterhake und wir gemeinsam ein Stück gehen, schafft schon das einen „Privatraum", in dem wir uns verständigen können.

Barrieren bei mir selbst:

Manchmal liegt es aber auch einfach bei mir als Mitarbeitendem, dass kein Kontakt zustande kommt.

... Ich habe gerade eigentlich gar keine Zeit für ein Gespräch. Deshalb rede ich nur beiläufig mit Frau G. Was ich sage, kommt bei ihr nicht an.

... Es fällt mir schwer, die Sprache von Herrn K. zu sprechen: Er redet Dialekt, ich kann keinen Dialekt sprechen.

... Wenn ich mit Frau U. spreche, fängt sie immer an, mir über den Arm zu streichen. Ich mag das eigentlich nicht, traue mich aber nicht, ihre Hand beiseitezuschieben. Deshalb halte ich Gespräche mit ihr kurz.

Wer mit Menschen arbeitet, kommt auch immer wieder an seine persönlichen Grenzen. An manchen Tagen reicht die Kraft nicht. Manche Menschen, die ich betreue, sind mir schlicht nicht sympathisch, zu anderen finde ich vielleicht keinen Zugang. Wer meint, unbegrenzt „zur Verfügung zu stehen", täuscht sich selbst. Eigene Barrieren und Abwehrreaktionen in der Kommunikation mit den von Ihnen betreuten Menschen sollten Sie wahrnehmen, ohne diese gleich zu bewerten oder gar zu verurteilen. Oft sind solche inneren Reaktionen sogar hilfreiche Signalgeber, dass irgendetwas nicht stimmt: dass ich dringend einen freien Tag brauche; oder dass ich in der Einzelbetreuung von Frau U. mit meiner Kollegin tauschen sollte.

Im Gespräch – dafür gibt es viele Formen!

Ich suche Frau S. auf, eine Dame mit fortgeschrittener Demenz. Meine Begrüßung bleibt unbeantwortet, sie sieht mich fragend an. „Ein schönes Kleid haben

Sie heut an!", sage ich zu ihr. Sie lacht belustigt auf, trotzdem bin ich mir nicht sicher, ob sie mich verstanden hat. Dann sagt sie etwas, was nun ich wiederum nicht verstehe. Ich lächele sich an und warte ab. So weit kenne ich Frau S. – ich weiß, dass ihr meistens etwas einfällt. Plötzlich spitzt sie die Lippen und pfeift, ein, zwei Töne, einfach so. Ich nehme das als Einladung und pfeife ebenfalls. Sie kichert, schaut mich verschmitzt an und pfeift erneut, wieder pfeife ich zurück. Ein paarmal geht das hin und her, sicher nicht mal eine Minute, aber wir waren intensiv in Kontakt. Jedenfalls endet unser „Pfeifdialog" in herzhaftem gemeinsamen Lachen.

Solch „kreative Kommunikation" wie in diesem Beispiel fordert unter Umständen, dass man von seinen Kommunikationsgewohnheiten abweichen muss. Wenn ich das tue, komme ich mir am Anfang wahrscheinlich unsicher vor – wie ein Mensch, der eine Fremdsprache sprechen muss, die er nur teilweise beherrscht. Aber die Mühe lohnt sich. Auch wenn manches nicht klappt: Der andere Mensch wird mein Bemühen, mit ihm in Kontakt zu treten, wahrnehmen. Und ich lerne etwas dazu!

Wenn die Schwierigkeiten in der Kommunikation bei einem Menschen nicht veränderbar sind, kann ich dennoch etwas tun, um „gut im Gespräch" zu bleiben. In diesem Fall stelle ich zunächst die umgekehrte Frage: Was geht noch?
Die allerwenigsten Menschen kommunizieren gar nicht mehr mir ihrer Umgebung. Selbst sehr eingeschränkte Menschen haben oft noch Kommunikationswege zur Verfügung, an die wir nicht denken, zum Beispiel Blickkontakt und Händedruck.

6. Zuhören: eine Kunst, die meistens unterschätzt wird

In dem schönen Buch „Momo“ von Michael Ende wird beschrieben, dass das Mädchen Momo anderen Menschen einmalig gut zuhören konnte. So gut, dass „sogar dummen Leuten plötzlich gescheite Gedanken kamen“. Durch ihr aufmerksames Zuhören wurden schüchterne Leute mutig, Zauderer bekamen Entschlusskraft, einfallslose Menschen entwickelten Phantasie.

Beim Zuhören wird meistens so getan, als sei das nichts Besonderes, dabei kann das eine sehr anspruchsvolle Tätigkeit sein. Je nachdem, wem ich zuhöre und *wie* ich zuhöre, kann Zuhören bereichernd oder auch kräftezehrend sein.

Hört mir noch jemand zu?

Oft, wenn ein Mensch alt und pflegebedürftig wird, erlebt er, wie sich die Kommunikation ihm gegenüber verändert. Es wird immer mehr über ihn gesprochen, immer weniger *mit* ihm (teilweise sogar in seiner Gegenwart). „Der Arzt bespricht die Dinge mit meiner Begleiterin“, beschwerte sich eine alte erblindete Dame, „und ich sitze daneben. Ich bin doch nur blind, nicht blöd!“

Gerade im Alter brauchen viele Menschen jemanden, der ihnen zuhört. Schließlich sind wir alle „narrative Wesen“: Indem wir erzählen, ordnen und deuten wir. Ein Seelsorger hat mir einmal gesagt: Was muss man tun, um das eigene Leben schließlich gehen lassen zu können? Es noch einmal in die Hand nehmen! Im Nachdenken und Sprechen über das, was war, wird das eigene Leben wieder und wieder gewendet, betrachtet: Das war mein Leben, so ist es gewesen! – Und dafür brauchen wir jemanden, der zuhört.

Dazu kommt, dass ein Mensch, dem ein anderer intensiv zuhört, spüren kann, dass er noch etwas zu geben hat, trotz Alter oder Pflegebedürftigkeit. Dass für intensives Zuhören im Pflegeheim meistens die Zeit fehlt, steht außer Frage und ist die eine Seite. Aber ist „gutes Zuhören" tatsächlich nur von der Zeit abhängig? Echtes Zuhören ist mehr als nur „einem Mensch Zeit schenken".

Häufig stellen wir uns vor, dass wir zuhören, nur weil wir beieinander sitzen und einer redet und der andere hört das Gesagte. Dabei gehen dem, der zuhört, solche oder ähnliche Gedanken im Kopf herum:

- Was sage ich bloß dazu? Was antworte ich?
- Ja, das ist so im Alter …
- Meine Güte, kommt der endlich mal zum Ende? Eigentlich habe ich das, was der Mensch mir erzählt, schon von hundert anderen ähnlich gehört, ich kenne die Themen.
- Was muss ich heute noch einkaufen? Was kommt als Nächstes?

Aktives Zuhören

Zuhören kann nicht jeder gleich gut. Gutes Zuhören kann man trainieren. Das Konzept des „aktiven Zuhörens" geht auf den Psychologen Carl Rogers zurück, dem wir bereits im Kapitel 3 (Betreuung ist Beziehungsarbeit) begegnet sind. Das Konzept wird in der Pflegeausbildung gelehrt – möglicherweise haben auch Sie es schon in Ihrer Ausbildung kennengelernt.
Wichtig ist: sich ganz der Person zuwenden, die erzählt. Das Gesagte aufnehmen, ohne sofort zu bewerten.

Nicht immer erzählen Menschen leicht von sich aus, auch wenn es ihnen guttun würde. Folgende Tipps können hier hilfreich sein:

- Manchmal sind Impulse nötig, um jemanden zum Erzählen zu ermutigen. Signale, die deutlich machen: Ich bin an dem, was Sie sagen, wirklich interessiert! Stellen Sie „Einladungsfragen", die über das konventionelle „Wie geht es Ihnen?" hinausgehen.
- *„Habe ich Sie richtig verstanden?"* Wenn Sie sich nicht sicher sind, können Sie sich vergewissern, indem Sie das Gesagte in eigenen Worten wiederholen. Gerade Menschen mit fortgeschrittener Demenz, denen das Finden der richtigen Worte schwerfällt, können Sie damit entgegenkommen und ihnen das Gefühl vermitteln: Ich kann mich noch verständlich machen.
- Nachfragen: Vielleicht öffnet jemand mit einer kurzen Geschichte einen Spaltbreit ein Türchen zu seiner Welt. Daran können Sie anknüpfen: „Ihr Bruder kann heute doch nicht kommen? Wie schade. Ist es Ihr einziger Bruder, haben Sie noch weitere Geschwister?"

Wichtig ist, dass Sie eine Wachheit für diese Geschichten entwickeln – für die Geschichten und für die Weise, wie sie erzählt werden. Ein alter Mann erzählte mir einmal von der ersten Begegnung mit seiner zukünftigen Frau, mit der er dann über fünfzig Jahre glücklich verheiratet war. Eine solche Erzählung geschenkt zu bekommen, ist ein Vertrauensbeweis, den man so schnell nicht vergisst.

Vertrauen und Vertraulichkeit gehören zusammen: Natürlich sollte man als Zuhörender auch daran denken, dass so manche persönliche Geschichte oder Sichtweise „anvertraut" wird, also nicht für weitere Ohren bestimmt ist.

Schließlich sollte man sich als Zuhörender auch das klarmachen: Zuhören bedeutet häufig, einfach mit auszuhalten, was unabänderlich ist. Gerade wenn Ihnen jemand etwas sehr Trauriges erzählt, haben Sie vielleicht den Impuls, ihn ganz schnell aufheitern oder ablenken zu wollen. Aber gerade bei dem, was einem Menschen zu schaffen macht, ist es gut, wenn es gesagt werden kann, ohne dass das Gegenüber sofort „dagegenhält". Im Gespräch kommen Menschen dann häufig ganz von selbst auf eine neue Perspektive. „Nein, ich kann meiner Tochter nicht dabei helfen, ihre Scheidung zu überwinden, ich sitze hier im Pflegeheim und fühle mich unnütz. Aber im Grunde … was sollten denn auch fremde Ratschläge helfen. Ich vertraue darauf, dass meine Tochter ihren Weg schon findet."

Zuhören dosieren

Man kann nicht an jedem Tag gleich gut zuhören. Manchmal gibt es Tage, da fehlt die Kraft, um aktiv zuzuhören. Das ist in Ordnung!

Gerade bei Ihrer Arbeit kann es wichtig sein, das zu dosieren. Es gibt nämlich Menschen, die tatsächlich einfach nur reden, reden, reden und das aktive Zuhören ihres Gegenübers grenzenlos ausnutzen. Wenn Sie solchen Menschen Ihre ganze Zuhör-Kapazität schenken, fehlt sie vielleicht bei Menschen, denen das Reden schwerfällt, obwohl es ihnen so guttun würde. Manchmal braucht sogar derjenige am dringendsten einen aktiven Zuhörer, der von sich aus am wenigsten sagt. Vielleicht gerade deswegen, weil ihm nur „passiv" zugehört wurde.

Also: Es geht nicht darum, dass Sie jedem in jeder Minute mit aller Kraft zuhören – und auch nicht jedem, der gerne redet. Im Gegenteil: Auch das passive Zuhören ist in solchen Fällen erlaubt, ebenso das Begrenzen. Solche Menschen dürfen ruhig wissen, dass sie nicht die einzigen sind, die einen Zuhörer brauchen.

Wichtig ist, dass Sie aktives und passives Zuhören unterscheiden können, dass Sie die Fähigkeit des aktiven Zuhörens trainieren und dass Sie das aktive Zuhören je nach Situation da einsetzen, wo Sie merken, dass jemand es braucht.

7. Unsere Sinne, das Tor zur Welt: Sensorische Förderung

Alles, was wir an äußeren Eindrücken von der Welt aufnehmen, geht über unsere Sinnesorgane. Sinneseindrücke haben Menschen bereits im Mutterleib (zum Beispiel kann ein Kind schon ab der 20. Schwangerschaftswoche akustische Signale aufnehmen[19]). Und Sinneseindrücke sind vielleicht der letzte bewusste Verbindungsfaden zum Leben, der mit dem Tod abreißt.

Nur einen kleinen Teil dessen, was wir wahrnehmen, verarbeiten wir gedanklich. Vieles nehmen wir auf, ohne dass uns dies bewusst ist. Vielleicht haben Sie schon einmal eine Erfahrung gemacht wie diese: Sie kommen in einen Raum und haben sofort ein ungutes Gefühl, ohne dass Sie wissen, warum. Bis Ihnen auffällt, dass es hier seltsam riecht. Und den Geruch kennen Sie, aber woher? Richtig: In dem alten Chemiesaal in Ihrer Schule roch es genauso, und im selben Moment fällt Ihnen der Chemielehrer ein, der Sie „auf dem Kieker“ hatte, sodass Sie jedes Mal die Minuten bis zur erlösenden

19 http://www.hno-aerzte-im-netz.de (15.08.2017)

Pausenglocke zählten. Eine ganze Welt an Erinnerungen kann sich hinter einem einzigen Sinneseindruck verbergen!

Die menschliche Wahrnehmung ist ein aktiver Prozess: Unser Bewusstsein wählt aus der Vielzahl an Eindrücken diejenigen aus, die für uns Bedeutung haben, und erstellt daraus einen Gesamteindruck, den wir verstehen können. All das geschieht permanent, ohne dass wir es als Arbeit erleben. Zur „Arbeit" wird es erst dann, wenn wir Mühe haben, uns einen Reim auf die unterschiedlichen Eindrücke zu machen. Dann kommen wir uns unter Umständen vor wie „im falschen Film" – eine Situation, in die Menschen mit Demenz immer wieder geraten.

Sinneswahrnehmungen und Gefühle sind eng miteinander verbunden. Sinnesanregung ist oft auch Gefühlsanregung. Sinnesreize können intensives Wohlbehagen, aber auch Missempfindungen auslösen bis hin zu extremer Angst und Panik.

Wahrnehmung ist lebensnotwendig

Menschen brauchen Sinneseindrücke, um sich wohlzufühlen. Wird jedoch ein bestimmtes Maß überschritten, werden die Eindrücke unangenehm und lösen Stress aus. Wir sind daher, ohne dass es uns bewusst wird, immer wieder dabei, unseren „Input" zu regulieren: Wir schließen das Fenster oder die Tür, weil es zu laut ist oder weil es zieht. Wir drehen die Musik leiser oder lauter, machen mehr Licht etc.

Viele Menschen im Pflegeheim können dies nicht mehr ohne Hilfe tun. Entweder, weil sie aufgrund körperlicher Pflegebedürftigkeit und Bewegungseinschränkungen nicht mehr dazu in der Lage sind, oder weil sie aufgrund einer Demenz mit dieser Aufgabe überfordert sind.

Im günstigsten Fall kann der Mensch sein Problem einem anderen schildern, sodass dieser unterstützend reagieren kann. Allerdings kommt es häufig vor, dass Menschen nicht um Hilfe bitten, zum Beispiel weil sie anderen nicht zur Last fallen wollen oder weil sie zu schüchtern sind.

Frau K., eigentlich eine erzählfreudige Dame, war nicht dazu zu bewegen, wenigstens ab und zu in den Gemeinschaftsraum zu kommen und Zeit mit den übrigen Bewohnern zu verbringen. Die Mitarbeitenden machten sich Sorgen. Frau K. ziehe sich zu sehr zurück, meinten sie, das sei für ihr Wohlbefinden nicht gut. Mir sagte Frau K. dann einmal: „Es ist so laut da unten! Das macht mich ganz verrückt. Und dann verstehe ich nicht, was meine Tischnachbarn zu mir sagen – ich höre ja nicht gut. Ich finde es furchtbar, neben anderen zu sitzen und mich nicht unterhalten zu können." Wenn so eine Problemlage erst einmal klar ist, findet sich vielleicht auch ein Weg, eine geschütztere akustische Umgebung zu schaffen, sodass die Dame sich auch in der Gemeinschaft wieder wohlfühlt.

Wenn ein Mensch sich nicht mehr in Worten mitteilen kann, zeigt sich seine Notlage häufig in seinem Verhalten. Wenn man nach möglichen Ursachen für herausforderndes Verhalten bei Demenz (wie beispielsweise aggressives Verhalten) sucht, sollte man sich auch immer wieder die Frage stellen: Wird der Mensch gerade von der Menge an Sinnesreizen überfordert? Oder hat er im Gegenteil zu wenig Anregung? Beides ist schwer auszuhalten!

Sensorische Förderung

Jedes Betreuungsangebot beinhaltet eine Fülle an sensorischer Anregung, ohne dass Sie das im Speziellen planen. Manchmal bauen Mitarbeitende aber auch ganz gezielt einzelne Sinnes-Elemente ein. Beispiele:

- Ein „Fühlsäckchen“ wird herumgegeben, in dem etwas versteckt ist, das ertastet werden soll.
- Die Teilnehmer werden gebeten, die Augen zu schließen und ein Musikstück anzuhören, es mit geschlossenen Augen auf sich wirken zu lassen.

Solche Aktivitäten wirken im wahrsten Sinne „aktivierend“: Sie sprechen einen ganz bestimmten Sinn an. Zusätzlich kann man auch das Denken aktivieren, wenn man beispielsweise den Gegenstand im Säckchen erraten lässt. Oder das Erinnern, wenn man die Teilnehmer einlädt, Geschichten aus der Lebensphase zu erzählen, in der das eben gehörte Musikstück (beispielsweise ein alter Schlager) populär war.

In der Einzelbetreuung wird die sensorische Förderung häufig bei solchen Menschen eingesetzt, die stark pflegebedürftig sind oder eine fortgeschrittene Demenz haben. Wo Sprache und Denken weitgehend eingeschränkt sind, bleibt die Fähigkeit, positive Sinneseindrücke aufzunehmen, meist erhalten und stellt eine wichtige Ressource für Wohlbefinden dar, die Sie nutzen sollten.

Es geht bei sensorischer Förderung also um zwei grundsätzliche Anliegen. Erstens: Menschen darin zu unterstützen, ein für ihre Bedürfnisse gutes Maß an Sinneseindrücken zu haben. Dies tue ich, indem ich in

der Betreuungsarbeit selbst immer wieder bewusst auf die äußere Umgebung achte. Wie sieht es hier aus? Wie ist die Geräuschkulisse? Auch sollte ich nicht vergessen nachzufragen: Ist die Lautstärke der Musik für Sie angenehm? Soll ich das Licht heller machen, damit Sie den Text besser lesen können?
Das zweite Ziel ist, Sinnesanregungen einzusetzen, um positive Anregung und Wohlbefinden zu fördern. Aber nicht jede Anregung passt für jeden.

Welche Sinneseinschränkungen liegen vor?

Das Alter wirkt sich, mehr oder weniger, auf alle Sinnesorgane des Menschen aus. Ich jedenfalls kenne keinen alten Menschen, der mir berichtet hätte, dass alle seine Sinne noch so gut „in Schuss“ sind wie früher.

Sehsinn:

Die wenigsten Menschen kommen im Alter ohne Brille aus. Häufig beginnen erste Probleme ja schon in der Lebensmitte mit der sogenannten Altersweitsichtigkeit. Aber während die einen auch im hohen Alter nur eine Lesebrille brauchen, müssen andere zusätzlich eine große Lupe benutzen. Alterskrankheiten wie die Makula-Degeneration können sogar dazu führen, dass Menschen im Alter vollständig erblinden.

Hörsinn:

Altersschwerhörigkeit ist weit verbreitet: Ein Drittel der über 65-Jährigen sind davon betroffen, bei hochaltrigen Menschen sind es fast 90 %.[20] Vor al-

20 Zeyfang et al., 2018

lem hohe Tonfrequenzen werden immer schlechter wahrgenommen (Frauenstimmen werden so oft schlechter verstanden als Männerstimmen). Auch können betroffenen Personen störende Hintergrundgeräusche nur noch schlecht ausblenden. Prinzipiell lässt sich vieles durch ein gut eingestelltes Hörgerät ausgleichen. Doch leider kommen viele Ältere mit Hörgeräten nicht gut zurecht. Manch einer besitzt zwar eines, lässt es aber in der Schublade liegen.

Geruchs- und Geschmackssinn:

Viele alte Menschen klagen, dass ihnen das Essen nicht mehr so gut schmeckt wie früher. In der Tat ist die Wahrnehmungsschwelle für Geruchs- und Geschmacksreize im Alter höher als bei jungen Menschen. Geschmacks- und Geruchsreize müssen bei diesen Menschen deutlich intensiver sein, um in gleichem Maß erlebt werden zu können (Perrar et al., 2011).

Tastsinn:

Auch dieser lässt nach, bedingt durch den Verlust von Nervenenden. Beeinträchtigungen in der Feinmotorik sind an der Tagesordnung: So kann es schon schwerfallen, einen Kugelschreiber zu greifen oder Daumen und Zeigefinger um den Henkel der Kaffeetasse zu schließen.

Für alle Sinnesorgane gilt: Die Beeinträchtigungen, die ein alter Mensch in seinem Alltag erlebt, können unterschiedlich stark sein. Ich kenne beispielsweise einen 95-jährigen Musiker, der noch ein sehr feines Gehör hat. Dafür sieht er so gut wie nichts mehr. Einschränkungen in einem Sinneskanal führen häufig dazu, dass Menschen ihren Schwerpunkt auf verbliebene Sinnesfähigkeiten in anderen Kanälen verlagern. Aus diesem Grund sollten Sie nicht nur nach Einschränkungen schauen, sondern auch nach Wahrnehmungsmöglichkeiten, die noch zur Verfügung stehen.

Was hat der Mensch für „Sinnesvorlieben"?

„Ich bin ein Augenmensch", sagte mir eine Freundin. Der Verlust des Augenlichts wäre für sie das Schlimmste. Ich selbst könnte besser damit leben, als wenn mein Gehör mich im Stich ließe. Das ist natürlich bei jedem Menschen individuell verschieden. Wie geht es Ihnen in dieser Frage? Welcher Sinneskanal ist für Sie besonders wichtig? Auch die von Ihnen betreuten Menschen können einen bevorzugten Sinneskanal haben.

In unserem DEMIAN-Projekt hatten wir „Beobachter" und „Gourmets" (also Menschen, die besonders über Gaumenfreuden anzusprechen waren). Genauso gab es in dem Projekt Teilnehmer, bei denen Berühren und Berührtwerden ihr entscheidender Kommunikationsweg mit der Welt waren.

Wir haben deshalb in unseren DEMIAN-Fragebogen[21], mit dem die Wohlbefindens-Ressourcen pflegebedürftiger Menschen erfasst werden, einen Teil „positive Anregungen über die Sinne" eingefügt:

21 Siehe Kurzbeschreibung des DEMIAN-Projekts in Kapitel 4, „Biografiearbeit"

Positive Anregungen über die Sinne

- Schaut sie/er gerne etwas Bestimmtes an?
- Hört sie/er etwas gerne (Musik, Geräusche)?
- Liebt sie/er bestimmte Speisen oder Getränke?
- Liebt sie/er bestimmte Düfte (z. B. Parfüm, Duftöl ...)
- Ist körperliche Nähe/Berührung etwas, was ihr/ihm guttut?

Dieser Bogen hilft nicht nur, bevorzugte Sinneskanäle zu erkennen, sondern dient auch dazu, ganz konkrete Möglichkeiten zu sammeln, mit welchen Anregungen positive Momente gefördert werden können.

Sensorische Förderung findet nicht außerhalb der Beziehung statt. Der Mensch ist kein Münzautomat, den ich mit einem Sinnesreiz füttere und der dann mit einer Wohlbefindensäußerung reagiert. In diesem Sinne ist sensorische Anregung immer eine persönliche Zuwendung zum Menschen, in der sich auch Sorge und Wertschätzung ausdrückt.

8. Richtig motivieren

Allein und gemeinsam mit Ihren Kolleginnen: Immer wieder entwickeln Sie neue Ideen, um den Alltag der von Ihnen betreuten alten Menschen zu bereichern. Und dann ist es ein schöner Moment, wenn Sie ins Zimmer kommen und Ihnen Frau G. schon zuruft: „Prima, dass Sie mich abholen! Ich freue mich schon den ganzen Morgen aufs Gedächtnistraining."

Aber vielleicht kennen Sie auch Situationen wie die mit Herrn M. Menschen wie Herr M. machen es einem oft nicht leicht. Deshalb ist dieses Kapitel solchen Situationen gewidmet:
Herr M. nimmt (laut Pflegeplan) an der Vormittagsgruppe teil. Doch fast immer, wenn Sie ihn in seinem Zimmer abholen wollen, bekommen Sie einen Korb: Herr M. sagt Ihnen, dass er nicht mitkommen will. Auch diesmal wieder.
„Heute nicht. Ich fühle mich nicht wohl …"
„Keine Lust …"
„Was soll ich da?"

Was tun? Sich verabschieden und zum nächsten Zimmer gehen? So könnte man es machen. Aber gerade bei Menschen, die regelmäßig Nein sagen, entwickeln Mitarbeitende manchmal einen gewissen „Kampfgeist": Die Vormittagsgruppe ist für Herrn M. wichtig, also muss er da auch hin! Und dann entwickeln Mitarbeitende ganz unterschiedliche Strategien. Zum Beispiel:

- Der moralische Appell: „Ach, bitte, mir zuliebe!" Oder: „Ihre Frau möchte doch auch gern, dass Sie das machen."
- Die autoritäre Strategie: „Kommen Sie, Herr M., wir gehen jetzt zusammen runter!"
- Die „Steter-Tropfen-höhlt-den-Stein"-Strategie: So lange argumentieren, bis Herr M. am Ende seufzt und sagt: „Meinetwegen …"

Wenn solche Strategien zum Einsatz kommen, drängt sich eine Frage auf: Warum kann ich es nicht beim Angebot bewenden lassen? Warum fühle ich mich nicht wohl bei dem Gedanken, Herrn M. einfach einen guten Tag zu wünschen und weiterzugehen? Für so viel Einsatz gibt es bestimmt gute Gründe. Zum Beispiel:

- *Herr M. steht im Plan.* Und wenn Herr M. im Plan steht, muss er, wenn es irgend geht, auch teilnehmen. Andernfalls kann man nicht dokumentieren, dass er da war. Und dann hat er eine Leistung nicht erhalten, die er laut Pflegeplan hätte bekommen sollen.
- *Wenn es mir nicht gelingt, Herrn M. „dahin zu kriegen", dass er mitkommt, bin ich keine gute Betreuungsassistentin.* Meine Kollegin schafft es jedes Mal, ihn zu überreden, deshalb muss ich es auch schaffen.
- *Wenn Herr M. nicht bei der Vormittagsgruppe war, wird es Ärger mit den Angehörigen geben.* Diese haben ohnehin schon immer das Gefühl, dass Herr M. zu wenig in unsere Betreuungsangebote einbezogen wird.

Diese Gründe haben eigentlich gar nichts mit Herrn M. und seiner Lebensqualität zu tun. Trotzdem sind sie ernst zu nehmen. Aber vielleicht liegt die Lösung dann eher darin, ein offenes Gespräch mit den Angehörigen zu suchen. Oder die Kollegin zu fragen: Wie schaffst du das, Herrn M. zu motivieren? Wer weiß, vielleicht findet Ihre Kollegin das „Überreden" im Grunde genauso schwierig wie Sie.

Aber nehmen wir an, diese Gründe spielen keine Rolle. Sondern Sie würden auf die Frage antworten: *Herr M. sollte zur Vormittagsrunde gehen, weil es gut für ihn ist. Er kommt unter Menschen, und wir machen zusammen Aktivitäten, die Geist und Körper in Schwung bringen.* In diesem Fall lautet die umgekehrte Frage: Was hindert Herrn M. daran, mit Freude an diesem guten Angebot teilzunehmen?

Auf diese Frage kommt sehr oft die Antwort: Herr M. hat einfach Anlaufschwierigkeiten! Er braucht es, dass man ihn überredet. Das wäre eine Möglichkeit. Aber bevor man es dabei bewenden lässt, sollte man sich klarmachen, dass es noch eine ganze Reihe anderer Möglichkeiten gibt. Sie helfen Menschen wie Herrn M. ganz entscheidend damit, dass Sie diese Möglichkeiten auch in Erwägung ziehen. Denn manchmal zeigt sich dabei, dass es eine viel bessere Lösung gibt als das Überreden.

Zum Beispiel:

- *Herr M. will einfach nur sitzen.* Er möchte nicht „aktiviert werden". Vielleicht hat er seine eigene Weise, sich zu beschäftigen.
  In diesem Fall hat Herr M. eine andere Meinung darüber, was gut für ihn ist, als Sie. Steht Ihre Fürsorge dann wirklich höher als sein Recht, für sich selbst zu entscheiden?
- *Er hat eine schlechte Erinnerung an die Vormittagsrunde.* Beim letzten Mal saß er neben Frau R., die ihm das Wasserglas über die Hose gekippt hat. *Nie wieder!,* hat er sich gesagt.
- *Die Vormittagsrunde ist schon schön, aber schrecklich lang.* Nach der Hälfte der Zeit ist Herr M. müde, oder er kann nicht mehr sitzen, oder der Geräuschpegel reicht ihm, und dann muss er noch eine weitere halbe Stunde „durchhalten".
- *Geselliges Beisammensein: eine feine Sache!* Aber Singen, Rätselraten oder Gymnastik – nicht Herrn M.s Sache! Stammtisch würde es eher treffen. Oder Skatrunde …
- *Herr M. ist überhaupt kein geselliger Typ.* Größere Gesellschaften sind ihm ein Gräuel. Eine Aktivität zu zweit: Gerne. Aber bitte keine Gruppenaktivität, bei der man schon seinen Nachbarn kaum versteht!

In all diesen Fällen ist es besser, statt zu überreden, bei nächster Gelegenheit einmal nachzufragen: Was ist das Problem? Was wäre eine bessere Alternative?

- *Herr M. fühlt sich wirklich nicht wohl.* Im fortgeschrittenen Alter kann einem der eigene Leib ganz schön zu schaffen machen. Medizin und Pflege haben heutzutage theoretisch zwar viele Möglichkeiten, Leiden zu lindern, aber in der Praxis kommt vieles nicht an. Und wenn man sich elend fühlt, weil man Schmerzen hat, es einem übel ist oder jede Bewegung eine Anstrengung darstellt, dann ist es wirklich schwer, sich aufzuraffen, selbst wenn die Vormittagsrunde noch so schön ist.
  Wenn Sie das wiederholt erleben, könnten Sie bei den Kollegen von der Pflege mal nachfragen, ob es nicht etwas gibt, was Herrn M. hilft. Vielleicht können die Kollegen noch einmal mit dem Hausarzt sprechen? Ablenkung – die Teilnahme an der Gruppe – kann auch ein gutes Mittel sein, um körperliches Unwohlsein zu vergessen. Und vielleicht leuchtet das auch Herrn M. ein, wenn Sie ihm so weit entgegenkommen, anzuerkennen, dass es keine Kleinigkeit ist, mit den Schmerzen aus dem Zimmer zu gehen. „Ich weiß, es ist nicht leicht, aber das bringt Sie bestimmt auf andere Gedanken!"
- *Herr M. hat überhaupt jegliche Freude am Leben verloren.* Es gibt kaum etwas, was ihn noch interessiert. Er sitzt da in seinem Zimmer, als warte er auf den Tod.
  Fehlende Motivation, Niedergeschlagenheit und Hoffnungslosigkeit, manchmal auch ängstliche Anspannung: Das können Anzeichen einer Depression sein. Menschen in Pflegeheimen haben im Vergleich zu Gleichaltrigen ein deutlich höheres Risiko, depressiv

zu werden: Bis zu 50 % der Pflegeheimbewohner zeigen depressive Symptome, bis zu 20 % haben eine schwere Depression.[22] Häufig werden diese Depressionen nicht erkannt und deshalb auch nicht behandelt. Warum? Weil manchmal selbst der Hausarzt glaubt: Das Leben in diesem Alter, zumal im Pflegeheim, ist nun mal kein Zuckerschlecken. Und so erhält der Mensch die Hilfe nicht, die er so dringend braucht. Auch hier gilt: Aktiv sein, unter Menschen sein ist gerade bei Depression wichtig, denn das ist eine Möglichkeit, positive Erfahrungen zu machen und nicht ins Grübeln zu verfallen. Aber alleine reicht es oft nicht aus. Wenn also ein Bewohner von seiner Grundstimmung her depressiv auf Sie wirkt, sollten Sie das im Team ansprechen.

Immer wieder neu versuchen

Aber vielleicht treffen alle diese Gründe nicht zu. Warum? Weil der Betreffende tatsächlich einfach Anlaufschwierigkeiten hat. Er braucht es, dass man ... ihn überredet? Oder: ihn einlädt, neugierig macht (Erich Schützendorf benutzt an dieser Stelle das schöne Wort „verzaubern"), sodass er am Schluss vielleicht augenzwinkernd (und nicht seufzend!) sagt: „Na, dann muss ich wohl mitkommen!"
Und wenn man Ihnen dann doch einen Korb gibt: Machen Sie sich keine Vorwürfe. Und geben Sie den Menschen nicht auf! Morgen ist wieder ein Tag.

22 Robert-Koch-Institut, 2010

9. Gut in Kontakt mit Menschen mit Demenz

Ein Teil der Menschen, die Sie betreuen, hat eine Demenz. Das ist eine Krankheit, die das Gedächtnis, die Orientierung und das Denken angreift. Sie kann unterschiedliche Ursachen haben und sich, je nachdem, ganz unterschiedlich auswirken. Über Demenzerkrankungen lernen Sie einiges in der Ausbildung, zum Beispiel, dass Alzheimer nur eine von vielen Formen von Demenz ist.
Haben Sie auch gelernt, die Welt aus der Perspektive eines Menschen mit Demenz zu betrachten?

Wie würden Sie sich fühlen, wenn Sie ständig in Situationen geraten, in denen Sie merken, dass Sie schon wieder etwas falsch gemacht haben? Was heißt es eigentlich, das Gedächtnis zu verlieren und Aktivitäten immer weniger planen zu können? Menschen mit Demenz haben dies in Befragungsstudien teilweise so beschrieben: „Ich werde immer mehr zu einem leeren Blatt; ich fühle mich zu langsam, ich komme nicht mehr mit, mein Leben entgleitet mir Stück für Stück."[23]

Eine der größten Schwierigkeiten im Umgang mit Menschen mit Demenz ist es, herauszufinden, bei welchen Alltagsaktivitäten sich die Krankheit zwischen den Menschen und das Leben stellt. Wenn ich mit einem Rollstuhlfahrer durch die Stadt gehe, kann der mir genau erklären, wo die Barrieren sind, die er nicht überwinden kann. Wir können gemeinsam Umwege überlegen. Die Barrieren, an die Menschen mit Demenz tagtäglich stoßen, sind unsichtbar. „Wo bin ich hier? Wer sind diese Menschen? Was wird von mir erwar-

23 vgl. z. B. Phinney & Chesla, 2003

tet?“ Die Betroffenen können sich die Situationen immer weniger erklären, sie finden sich immer weniger im Leben zurecht. Besonders problematisch aber ist, dass durch die Krankheit die Beziehungen des Menschen mit Demenz zu den Menschen in seinem Umfeld gefährdet werden: Es kommt zu Konflikten, andere verstehen den Menschen immer schlechter, immer häufiger kommt es vor, dass er nicht mehr gehört und nicht mehr ernst genommen wird, weil er ja – vermeintlich – „ohnehin nichts mehr versteht“. Aber glauben Sie nicht, dass Menschen mit Demenz das nicht spüren würden, wenn so mit ihnen umgegangen wird! Deshalb hat der 2018 herausgebrachte Expertenstandard für die Pflege ganz konsequent ein Thema in den Fokus gestellt: „Beziehungsgestaltung in der Pflege von Menschen mit Demenz“[24].

„Ich rufe jetzt meine Mutter an!“ Die demenzkranke Dame ist 90 Jahre alt und reagiert verletzt, wenn ihre Tochter ihr vorhält: „Deine Mutter ist doch längst tot!“ Die Wirklichkeit stellt sich für Menschen mit Demenz häufig anders dar als für Menschen in ihrer Umgebung; verzichten Sie in solchen Situationen darauf, sie belehren zu wollen. Es ist verletzend für die Betroffenen, immer wieder mit ihren Defiziten konfrontiert zu werden, und es geht auch nicht darum, wer Recht hat. Versuchen Sie lieber zu erspüren, welches Bedürfnis hinter dieser Aussage steht: „Ihre Mutter fehlt Ihnen sicher, oder?“ Ein solches Vorgehen nennt man „validierend“: Es wird hier nicht ausdiskutiert, wer „Recht hat“, sondern es wird zum Ausdruck gebracht: ‚Ich nehme wahr, was du empfindest. Ich stelle dein Bedürfnis nicht infrage, sondern versuche, darauf zu reagieren.‘

Validierende Kommunikation kann man üben. Die Methode der Validation wurde zuerst von Naomi Feil (geb. 1932) entwickelt, einer amerikanischen

24 Deutsches Netzwerk für Qualitätsentwicklung in der Pflege, 2018

Sozialarbeiterin. Inzwischen gibt es Weiterentwicklungen und Verfeinerungen der Methode, z. B. die von Nicole Richard, einer deutschen Psychogerontologin, die ihre Form als „Integrative Validation" bezeichnet.[25]

Wichtig bei Menschen mit Demenz

Wenn Sie feststellen, dass die sprachliche Kommunikation mit einem Menschen mit Demenz nur schwer gelingt, dann sollten Sie auf folgende Punkte achten:

- Sprechen Sie in einfachen Sätzen und teilen Sie nicht zu viel auf einmal mit.
- Sprechen Sie langsamer und deutlicher, als Sie es sonst gewohnt sind, und nehmen Sie auf jeden Fall Blickkontakt auf.
- Stellen Sie Fragen so, dass sie mit „ja" oder „nein" beantwortet werden können, z. B. lieber: „Möchten Sie jetzt einen Spaziergang machen?", statt: „Was möchten Sie jetzt machen?"
- Achten Sie auf Mimik und Gestik, auch Berührung kann Kommunikation unterstützen oder ersetzen.

Wenn eine Verständigung über Sprache nicht mehr möglich ist: Kommunikation geht auch ohne Worte. Das mag am Anfang ungewöhnlich sein, nebeneinander zu sitzen, ohne sich etwas zu erzählen, ohne eine gesprochene Antwort zu bekommen. Aber ein Lächeln, ein Blickkontakt, ein erwiderter Händedruck sind auch eine Antwort.

25 Richard, 2010

Die Selbstbestimmung lässt im Laufe der Demenz nach. Aber in jeder Phase gibt es noch Lebensbereiche, über die der Mensch selbst entscheiden kann und soll. Bei fortgeschrittener Demenz kann ich den Betroffenen beispielsweise immer noch an einfachen Entscheidungen beteiligen. „Möchten Sie jetzt etwas trinken?" – „Möchten Sie sich diese Fotos ansehen?"

Finden Sie heraus, was der Ihnen anvertraute Mensch trotz seiner Einschränkung noch gut kann. Kann er oder sie noch gut singen? Dabei erlebt man oft große Überraschungen! Oder erinnert er sich noch an Sprichwörter? Solche kleinen Erfolgserlebnisse im Zusammensein sind für Menschen mit Demenz sehr wichtig und bedeuten ein Stück Lebensqualität.

Eine ganz wichtige Fähigkeit, die in der Regel bis ins späte Stadium erhalten bleibt, ist die Emotionalität, also die Fähigkeit, Gefühle zu erleben, zu zeigen, und die Gefühle anderer wahrzunehmen. „Das Herz wird nicht dement", heißt es oft zu Recht.[26] Menschen mit Demenz bleiben bis zum Schluss Menschen mit einer individuellen Persönlichkeit, mit Vorlieben, Eigenarten, mit guten und schwierigen Persönlichkeitsmerkmalen.

10. Das Bedürfnis nach Sinn: Aktivitäten gestalten

Menschen, die mit Einschränkungen leben müssen und deshalb vieles von dem, was früher ihren Alltag ausgemacht hat, nicht mehr tun können, sind

26 Baer & Schotte-Lange, 2013

gefährdet, dass ihre Tage zu „leeren“ Tagen werden. Den alten Damen und Herren aus unserer bereits erwähnten Lebensqualitätsstudie[27] war es wichtig, auch im Pflegeheim weiter aktiv sein zu können. „Jeden Tag wird hier etwas geboten“, schwärmte eine Dame, die kaum ein Angebot der Alltagsgestaltung ausließ. Ein Herr wiederum berichtete, dass er täglich nach draußen gehe: in die Stadt, etwas erleben. Denn: „Hier im Haus sitzen, das wäre nichts für mich.“ Zu den unguten Erlebnissen des Alltags zählte für die Befragten deshalb immer wieder: „Wenn es mir nicht gut genug geht, dass ich meinen Aktivitäten nachgehen kann“, oder „wenn Angebote des Hauses ausfallen“. „Ich weiß schon, das ist die Personalnot“, gab eine Dame zu bedenken, „aber sie müssen doch sehen, was unsereinem dann im Alltag fehlt!“

Es gehört zu den Aufgaben der zusätzlichen Betreuungskräfte, Menschen in ihrem Bedürfnis nach Aktivität zu unterstützen und entsprechende Angebote zu planen. Dafür brauchen sie immer wieder gute Ideen. Zum Glück gibt es mittlerweile eine Fülle von Tipps und Anleitungen in Büchern, Zeitschriften und im Internet. Auch der Austausch untereinander – sei es im Betreuungskräfteteam, mit Ausbildungskollegen oder in Internetforen – ist hier hilfreich.

Führt jede Aktivität zu Wohlbefinden? Sicher nicht. Ihnen selbst fallen bestimmt auf Anhieb einige Tätigkeiten ein, von denen Sie sagen: Das wäre nichts für mich. Was ist der entscheidende Dreh- und Angelpunkt, der dazu führt, dass eine Aktivität einem Menschen guttut? Denn wie im Kapitel 1 schon angesprochen geht es in Ihrer Tätigkeit nicht darum, Menschen zu „beschäftigen“, sondern darum, ihnen zu helfen, eine gute Zeit zu erleben.

27 Bär, 2017

Eigentlich sind es zwei Angelpunkte:

1. Ich muss das Gefühl haben: Das kann ich!
2. Die Aktivität muss mir Sinn geben.

Der erste Punkt ist naheliegend. Als Praktikantin in der Altenpflege hatte ich einmal die Idee, mit meiner Aktivierungsrunde Scherenschnitte anzufertigen. Die alten Damen (Herren waren nicht dabei) hatten durchaus Gefallen an den Mustern und wollten gerne mitmachen, sind dann aber über der feinen Schneidetechnik verzweifelt. Ich wusste damals noch nichts darüber, dass die Feinmotorik im hohen Alter nachlässt, sonst hätte ich mir gewiss etwas anderes ausgedacht. Es ist nicht schön, gerade bei einer Tätigkeit, die Spaß machen soll, permanent darauf hingewiesen zu werden, was man nicht mehr kann.

Was aber ist mit dem zweiten Punkt: Sinn? Darauf lohnt es sich, ausführlicher einzugehen.

Sinnvolle Aktivität

Der Wiener Psychiater Viktor Emil Frankl hat einmal gesagt: Das Bedürfnis nach Sinn ist eines der tiefsten Bedürfnisse, die wir Menschen haben. Wer in dem, was er tut, einen Sinn sieht, der tut es gerne – selbst wenn es Mühe kostet. Umgekehrt: Menschen, die gezwungen sind, Tätigkeiten auszuüben, die ihnen zutiefst sinnlos erscheinen, verlieren jede Motivation und werden über kurz oder lang an Leib oder Seele krank. Das Gefühl von Sinn stellt sich ein, wenn ich zu dem, was ich tue, eine innere Beziehung habe. Es gibt ganz unterschiedliche Gründe, „warum" mir eine bestimmte Tätigkeit Sinn gibt.

1. Das macht mir Freude!

„Ich habe mein Leben lang hart gearbeitet", sagte mir eine alte Dame, „jetzt genieße ich es, einfach nur noch das zu tun, was mir Spaß macht." Was das jeweils ist, hängt von der Persönlichkeit des einzelnen Menschen ab, aber auch von seiner Biografie. Der eine erlebt solche Situationen draußen in der Natur, der andere im Konzert seiner Lieblingsband, der Dritte in der Malwerkstatt, beim Kegeln, mit einem guten Schmöker, im Kino, bei Skat, Bingo oder beim Tanzen. Für manche Menschen ist es wichtig, solche positiven Alltagserfahrungen gemeinsam mit anderen zu machen, andere sind dabei lieber für sich allein.

Von einer Dame hatten wir erfahren, dass sie früher für ihr Leben gerne geschneidert hatte. Sie war schwer demenzkrank, saß im Rollstuhl und konnte nicht mehr sprechen. Trotzdem brachten die Mitarbeitenden sie zur hausinternen Nähgruppe. Dort saß sie einfach mit in der Runde und beobachtete das geschäftige Treiben der übrigen Damen. Manchmal gab ihr jemand ein Stück weichen Stoff zum Befühlen in die Hand. Ob es nun das Zusammensein war oder die Begegnung mit ihrem alten Hobby oder beides, hätten wir nicht sagen können, aber es war offensichtlich, dass die Dame sich in dieser Situation wohlfühlte.

2. Das bringt mich weiter!

Mehr und mehr ist der heutigen Generation älterer Menschen bewusst, dass ihre Gesundheit auch von ihrem eigenen Verhalten abhängt. Ein ganz besonderes Anliegen ist es vielen alten Menschen, etwas dafür zu tun, dass ihr Geist fit bleibt. Ein Herr aus der Studie stellte sich jeden Tag Denkaufgaben: „Wenn ich dann addiere und subtrahiere und meine Kreuzworträtsel mache und sehe dann: Du hast 90 Prozent erreicht, dann ist das fast eine richtige Freude für mich!" Das Gedächtnistraining, was ja durchaus auch fordern kann, wurde von diesem Herrn als sehr wertvolles Angebot gelobt.

Ähnlich geht es mit sportlichen Angeboten. Zunehmend gibt es deshalb neben der Sitzgymnastik ganz gezielte angeleitete Bewegungsprogramme für Menschen in Pflegeeinrichtungen, um Muskulatur und Koordination zu trainieren. Wer weiß, vielleicht werden die Einrichtungen in Zukunft Fitnessräume haben?

Auch Bildungsangebote sind mehr und mehr auch für hochaltrige Menschen ein Thema. Warum nicht noch etwas Neues lernen? Ebenso: Am tagesaktuellen Geschehen in der lokalen und weltweiten Politik teilhaben. Das Lesen der Tageszeitung gehört für viele alte Menschen fest zu ihrem Alltag.

Aber natürlich treffen Sie auch Menschen im Pflegeheim, die Ihnen klar sagen: In meinem Alter muss ich das alles nicht mehr. Das ist mir viel zu anstrengend, und ich sehe nicht ein, was mir das noch bringen soll. – Das ist ihr gutes Recht!

3. Das ist zweckmäßig!

„*Singen? Langweilig. Spielen? Kinderkram! Kino? Wer braucht so was?*“ Herr K. war früher Vorarbeiter in seinem Betrieb, das Wochenende gehörte neben seiner Familie seinem geliebten Gemüsegarten. Für alles, was „nützlich“ ist, ist er zu haben. Für alles andere nicht.

Vielen Menschen ist es wichtig, dass bei dem, was sie tun, ein „Mehrwert“ herauskommt. Für die Betreuung ist es in diesen Fällen hilfreich, herauszufinden: Was ist für diesen Menschen der „Mehrwert“? Hier drei Beispiele:

- ein Produkt erstellen (das selbst gezogene Gemüse, das selbst reparierte Fahrrad)

- Unordnung in Ordnung verwandeln (nicht umsonst habe ich in vielen Pflegeeinrichtungen alte Menschen beim Zusammenlegen von Servietten angetroffen, die ihnen von den Pflegenden gegeben worden waren)
- gewinnen! Spiele aller Art, Sportsendungen etc. haben für viele Menschen den Reiz, dass man entweder selbst gegen andere antritt oder seinem Lieblingsfußballclub die Daumen hält.

Nicht immer ist der Mehrwert, den ein Mensch in seiner Tätigkeit sieht, für Außenstehende erkennbar oder nachvollziehbar. Der alte demenzkranke Herr, der mit großer Hingabe und Konzentration eine Kommode über den Flur vor sich herschiebt, bringt seine Umgebung in Aufruhr: Was soll das? Was will er bloß damit? In solchen Fällen bedarf es oft einer längeren Suche und Überlegungen der Mitarbeitenden, um herauszufinden, was der innere Mehrwert hinter der Tätigkeit ist. Denn wenn das klar ist, findet sich vielleicht auch eine weniger problematische Tätigkeit, die für den Menschen den gleichen Effekt hat.

4. Ich möchte etwas beitragen!

Mitverantwortlich handeln, etwas für andere tun: Wem das ein Bedürfnis ist (und das geht vielen Menschen so), der möchte dies gern auch im Alter können. Wenn ich gebraucht werde, bin ich Teil einer Gemeinschaft. Gerade Menschen, die regelmäßig Hilfe brauchen, haben ganz besonders stark das Bedürfnis, auch etwas geben zu können. Wenn ich als Kind meine Großtante im Pflegeheim besuchte, kam früher oder später immer eine Tafel Schokolade zum Vorschein oder ein 5-Mark-Stück (obwohl meine Großtante selbst nur das Taschengeld zur Verfügung hatte, das ihr die Sozialhilfe gewährte). Denn das ist genau der Kummer, den viele pflegebedürftige Menschen haben: Dass sie selbst kaum noch etwas beitragen können. Und von da ist es nur noch ein kleiner Schritt bis zu dem Satz: Ich bin doch nur noch eine Last …

Verzicht ist eine – traurige – Form der Mitverantwortlichkeit, die viele alte Menschen in Pflegeeinrichtungen praktizieren: Ich klingele so selten wie nur möglich, denn ich weiß, wie viel die Pflegenden um die Ohren haben. Ich rufe meine Angehörigen nicht an, obwohl ich so gern wieder Besuch hätte: Ich will nicht stören, sie haben ja ihr eigenes Leben.

Es ist nicht leicht, in einer Pflegeeinrichtung Tätigkeiten zu finden, die einem alten Menschen das Gefühl geben, gebraucht zu werden und eine Aufgabe zu haben. Es ist ja für alles gesorgt! Und außerdem gibt es viele Bestimmungen, beispielsweise in der Hygiene. In unserer DEMIAN-Studie haben Mitarbeitende berichtet, dass sie selbst bei Menschen mit Demenz noch das Bedürfnis nach einer Aufgabe wahrgenommen haben. Bei guter Überlegung finden sich dann doch Ideen: Beim Spaziergang den Rollstuhl eines Mitbewohners schieben. Die Zimmerpflanzen gießen. Den Tisch decken. Das Hochbeet im Garten mitversorgen usw.

Wenn Sie Aktivitäten planen: Denken Sie von Zeit zu Zeit daran, welches Sinnbedürfnis dabei angesprochen wird. Macht es Freude? Bringt es weiter? Ist es zweckmäßig? Lässt es den Betroffenen etwas beitragen? Wenn Sie das Gefühl haben, dass ein alter Mensch schwer zu motivieren ist oder dass er ohne innere Beteiligung in der Betreuungsgruppe sitzt, kann es sein, dass das, was Sie da anbieten, am Sinnbedürfnis des Menschen schlicht vorbeigeht. Vielleicht braucht er eine Hilfe, um „einsteigen“ zu können – oder eben etwas anderes zu tun.

Eigenaktivität unterstützen

Menschen darin unterstützen, aktiv zu sein: Das muss nicht unbedingt im Rahmen von Angeboten passieren. Es kann auch bedeuten, dass ich dem Menschen helfe, selbst wieder aktiv zu sein. Wenn dies gelingt, gewinnt der Mensch deutlich an Unabhängigkeit. Er ist nicht mehr auf Beschäftigungszeiten angewiesen, sondern kann seinen Aktivitäten nachgehen, wann er will. Bei pflegebedürftigen Menschen, und insbesondere bei Menschen mit Demenz, erfordert diese Form der Unterstützung besondere Wachheit und auch Kreativität. Hier einige Beispiele:

- Initiativen erkennen

  Nachmittags in der Kaffeerunde. Es geht um Sport in der Kindheit. „Na, Herr K.", ruft die Mitarbeiterin über den Tisch herüber, „wie war das bei Ihnen damals?" Herr K. ist kein redelustiger Teilnehmer, meist sitzt er still dabei. Aber man kann es ja mal versuchen. Herr K. denkt nach. Es ist nicht leicht, die Gedanken zu ordnen, wenn einen das Gedächtnis so oft im Stich lässt: Sport … damals, nach dem Krieg … Wir hatten ja nichts, und dann musste ich der Mutter helfen … Sport? Doch! Der Arne hatte diesen Ball von seinem großen Bruder. Es war ein Privileg mitzuspielen, das durften nicht viele. Aber wenn! Und wenn die Mutter mich mal hat gehen lassen, dann … mein lieber Scholli, das ging ab! – Die Mitarbeiterin nimmt nicht wahr, dass Herr K. nachdenkt. Da sie nicht sofort Antwort bekommt, denkt sie sich: Von da kommt wieder mal nichts. Na gut, dann also Themenwechsel. Singen wir ein Lied! Als Herr K. den Mund öffnet, um zu erzählen, drückt ihm die Mitarbeiterin ein Liederbuch in die Hand: „Hier, Seite 11: Hoch auf dem gelben Wagen." Und wieder sitzt Herr K. stumm in der Runde, das Liederbuch auf den Knien. Was wäre gewesen, wenn die Mitarbeiterin abgewartet hätte? Wenn sie, erkennend, wie es in

Herrn K. arbeitet, noch einmal nachgefragt hätte: „Da haben Sie auch so einiges erlebt, stimmt's?" Vielleicht hätte sie dann mit Erstaunen festgestellt, wie viel Eigeninitiative dieser stille alte Herr noch hat.

- Rahmenbedingungen schaffen[28]

  Herr L. ist definitiv kein geselliger Mensch. Seine sprachlichen Ausdrucksmöglichkeiten sind sehr reduziert, und in seiner Gehfähigkeit ist er sehr eingeschränkt. Er kann sich jedoch in seinem Rollstuhl selbstständig fortbewegen, was er auch ausgiebig tut. Die Projekte, die Herr L. verfolgt, bringen die Pflegenden von Zeit zu Zeit in Schwierigkeiten: Er untersucht und zerlegt alle möglichen Dinge, die er auf seinen Rollstuhl-Streifzügen findet. Besonderen Reiz haben solche Dinge, die verschlossen oder verpackt sind. So ereilte die Deko-Päckchen am Weihnachtsbaum nacheinander das Schicksal, abgezupft und zerlegt zu werden, um anschließend auf dem Fußboden zu landen. Weiterhin ist Herr L. ein begeisterter Sammler von Papier in jeglicher Form, welches er in seiner Nachttischschublade hortet. Zum Glück haben die Pflegenden es geschafft, das Aktiv-Sein von Herrn L. positiv zu sehen, auch wenn die Aktivitäten selbst oft Chaos schaffen. Damit nicht wertvolle Dinge zum Opfer fallen, haben die Pflegenden dann gezielt Dinge in Reichweite von Herrn L. deponiert, die er nach Herzenslust einsammeln und gegebenenfalls auseinandernehmen kann.

- für Toleranz werben

  Frau S. gehört zu den Menschen, die gerne Ordnung schaffen. Sie geht in ihrem Zimmer auf und ab und räumt: aus dem Schrank in den Nachttisch. Von dort ins Regal, auf die Konsole über dem Bett und wieder zurück. Die „Ordnung", die dabei herauskommt, bringt ihren Sohn, der sie einmal die Woche besucht, zur Verzweiflung: „Wieder alles durcheinander. Können

28 aus: Bär, 2010

Sie nicht wenigstens den Schrank abschließen?" Sicher könnte man das, dann bliebe alles an seinem Platz. Aber wie ginge es Frau S. damit? Zum einen: nicht mehr an die eigenen Sachen zu können – ein massiver Eingriff in ihr Privatleben! Zum anderen: nichts mehr zu tun haben! In diesem Fall ist es zum Glück nicht so, dass ein Schaden entsteht, wenn Frau S. ihrer Arbeit auch weiterhin nachgeht. Vielleicht hilft ein klärendes Gespräch mit dem Sohn, dem unter Umständen gar nicht bewusst ist, was er seiner Mutter wegnehmen würde, wenn der Schrank verschlossen wäre.

11. Kontakte fördern

Eigentlich ist ein Pflegeheim doch ein idealer Ort, um neue Bekanntschaften zu schließen:

- Man ist unter Menschen, ohne lange Wege zurücklegen zu müssen (die Mühe, aus dem Haus zu kommen, hat in der Zeit vor dem Heimeinzug vielleicht so manchen Kontakt abbrechen lassen).
- Menschen, die sich im Pflegeheim als Bewohner begegnen, verbindet so einiges: die Zugehörigkeit zur gleichen Generation (bis auf die wenigen, die jünger sind) und damit eine Menge ähnlicher Erlebnisse. Denken Sie nur an die erste Mondlandung! Viele Menschen erzählen heute noch davon, wie gebannt sie damals vor dem Fernseher saßen.
- Auch geteiltes Leid kann verbinden: Viele Bewohner haben sich erst nach langem Zögern entschlossen, ins Pflegeheim zu ziehen, weil es daheim „wirklich nicht mehr ging".
- Vielleicht kommen viele Bewohner sogar aus der gleichen räumlichen Umgebung. Wie viele lokale Ereignisse und Persönlichkeiten gibt es da, über die man sich unterhalten kann!

Wäre es nicht schön, wenn Frau K. Sie beim Betreten ihres Zimmers begrüßen würde wie folgt: „Gut, dass Sie da sind! Ich bin gleich mit Frau H. vom Wohnbereich 1 in der Cafeteria verabredet." Und Sie begleiten Frau K. zu Frau D., Herrn W. zu Herrn I., und der Tag ist für die Senioren nicht lang genug, um all ihre Erinnerungen austauschen zu können.

Leider werden im realen Leben im Pflegeheim eher selten neue Freundschaften geschlossen. Häufiger erleben Sie möglicherweise, dass Ihnen ein alter Mensch zu verstehen gibt, dass er lieber für sich bleiben möchte, …

„… weil da ja nur alte Leute sitzen"

„… weil es da Mitbewohner gibt, die nicht zum Aushalten sind".Oder Sie beobachten alte Damen und Herren, die tagtäglich am Esstisch oder im Tagesraum nebeneinandersitzen, ohne je miteinander Kontakt aufzunehmen.

Im Alter neue Kontakte knüpfen – eine Herausforderung

In einer Studie über Vereinsamung im Pflegeheim[29] wurden die Teilnehmer nach ihrer Haltung zu ihren Mitbewohnern gefragt. Da es sich um eine kleine Studie handelt, sind die Ergebnisse nicht verallgemeinerbar. Aber sie können wichtige Hinweise darüber liefern, was es immer wieder schwer macht, auf andere Bewohner zuzugehen und neue Kontakte zu knüpfen.

Die alten Damen und Herren in der Studie berichteten, dass sie ihren Mitbewohnern im Alltag entweder zufällig oder bei tagesstrukturierenden Maßnahmen begegneten. Begegnungen auf Eigeninitiative (wie im oben beschriebenen „Idealbeispiel" mit Frau K.) kamen eher selten vor.

29 Hanisch-Berndt & Göritz, 2005

Warum eine so geringe Kontaktfreude? Hierfür fanden die Autorinnen der Studie aus den Beschreibungen der Teilnehmer mehrere Gründe. Hier einige Beispiele:

- Der Gesundheitszustand:
  Wenn es mir nicht gut geht und ich „nicht mehr so kann", dann fehlt oft die Kraft, andere anzusprechen und sich für die Sorgen und Nöte meines Gegenübers zu interessieren. Man hat doch mit sich selbst schon Last genug!
- Das Gefühl, selbst an der Situation nichts ändern zu können:
  Ich bin nicht hierhergekommen, weil ich es wollte, sondern weil mir nichts anderes übrig blieb. Und hier wird mein Tagesablauf von anderen geregelt. Was kann ich da noch aktiv gestalten?
- Die Kontakte nach draußen sind wichtiger als die Kontakte drinnen:
  Mir fehlt meine ehemalige Nachbarin. Meine Enkel sehe ich auch viel zu selten. Diesen Verlust können meine Mitbewohner nicht kompensieren (im Gegenteil, vielleicht erlebe ich dann, wie häufig andere Besuch bekommen, während ich alleine dasitze).
- Man hat es verlernt, neue Kontakte zu knüpfen:
  In der letzten Zeit vor dem Pflegeheimumzug hatte ich nur noch zu wenigen, sehr vertrauten Personen Kontakt. Und dann bin ich auf einmal mit einer ganzen Gruppe fremder Menschen konfrontiert. Das kann rasch überfordern, und dann zieht man sich lieber zurück.
- Man hat so „seine Vorstellungen" von „den anderen":
  In einem durchschnittlich großen Wohnbereich treffe ich, wenn ich einziehe, auf mehr als 15 Menschen, die mir alle unbekannt sind. Da sehe ich vielleicht erst mal keine Einzelpersonen, sondern nur diese Gruppe „die anderen Heimbewohner". Wie finde ich in dieser Gruppe den Menschen, mit dem „die Chemie stimmt"? Vielleicht versuche ich es einmal, spreche

jemanden an. Und dann werde ich enttäuscht. Danach lasse ich es lieber und denke mir: „Die anderen“ wollen keinen Kontakt, oder sie sind nicht „auf meiner Wellenlänge“.

- Menschen mit Demenz lösen bei Mitbewohnern oft Abwehr aus: *„Ist der Herr da nicht mehr ganz richtig im Kopf? Unterhalten kann man sich jedenfalls nicht mit ihm, er bringt alles durcheinander. Wenn mir das nur erspart bleibt!“*
- ... und wenn der Mensch dann stirbt? *„Das habe ich schon zu oft erlebt, mein halber Bekanntenkreis ist nicht mehr am Leben. Und hier lernst du jemanden kennen, verstehst dich gut mit ihm, und übermorgen kommt er schon nicht mehr zum Frühstück, weil er es nicht mehr aus dem Bett schafft. Das ist doch zu traurig!“*

Vielleicht kommt Ihnen manches Argument aus Ihrer Arbeit bekannt vor. Und viele Gründe sind ja auch mehr als verständlich! Aber auch das Gegenteil gibt es: Menschen, die berichten, wie froh sie darüber sind, dass sie hier wieder Kontakte haben, die von „dem netten Kreis“ berichten, mit dem sie sich jeden Nachmittag nach dem Kaffee zum Spielen treffen. Menschen, die neue Freunde gefunden haben. Sogar Liebesbeziehungen werden im Pflegeheim geknüpft. Es ist kein unabänderliches Gesetz, dass Menschen im Pflegeheim keine Kontakte untereinander suchen. Sie können für ihr Wohlbefinden enorm von diesen Kontakten profitieren.

Kontakte unterstützen

Alles ist hilfreich, wodurch Sie den alten Damen und Herren wieder das Gefühl geben können: „Ich gestalte meinen Alltag selbst! Und ich kann etwas für mich tun!“ Denn wer sich mit dem Gedanken abgefunden hat, „hier kann ich eh nichts tun, das Einzige ist, darauf zu warten, dass mir die Betreuungsassistentin ein paar Minuten ihrer wertvollen Zeit schenkt“, der wird Kontaktmöglichkeiten nicht nutzen.

Seien Sie wachsam für individuelle Kontaktbedürfnisse.
Die Kontaktbedürfnisse von Menschen sind auch im Alter höchst unterschiedlich. Da gibt es den „Eigenbrötler“, der froh ist, wenn man ihn in Ruhe lässt. Denn es fehlt ihm niemand. Dann gibt es Menschen, die haben so viele Besucher von außen (Familie, Freunde), dass sie damit vollauf zufrieden sind. Und es gibt Menschen, denen sehen Sie an, wie froh diese über jede Ansprache sind, aber es fehlt ihnen an Initiative, Mut oder Gelegenheit, Kontakte zu knüpfen.

Seien Sie achtsam für Kontakte, die sich entwickeln.
Frau G., blind und neu im Pflegeheim, fand sich bei einem Hausfest neben einer bislang unbekannten Mitbewohnerin wieder. Die zwei kamen ins Gespräch und fanden heraus, dass sie beide im Sudetenland geboren waren. Sie hatten gerade erst gemerkt, wie viel sie sich zu erzählen hatten, da war das Fest vorbei. Unglücklicherweise hatte sich Frau G. den Namen der anderen Dame nicht gemerkt, und aufgrund ihrer Blindheit konnte sie sie auch nicht beschreiben. Sie hat die Dame nie wieder getroffen.

Helfen Sie, Kontaktbrücken zu bauen, zum Beispiel …
… durch eine geschützte Umgebung: Im Trubel einer 20-Personen-Gruppe finden sich zwei Nachbarn nur schwer zusammen.
… indem Sie sich überlegen, wer in einer geselligen Runde am besten nebeneinander sitzt. Fragen Sie nach Wünschen: „Wo möchten Sie gern sitzen?“

… indem Sie auf Seh- und Hörhilfen achten! Wer fürchten muss, die Antworten akustisch nicht zu verstehen, wird sich hüten, seinen Nachbarn anzusprechen.
… indem Sie Ihr Biografie-Wissen nutzen, um Menschen miteinander in Kontakt zu bringen, die beispielsweise einen ähnlichen Beruf hatten, lange in der gleichen Gegend gelebt oder das gleiche Hobby ausgeübt haben.
… indem Sie in den Gruppen nicht dauernd Programm bieten, sondern auch Pausen zulassen, in denen nichts geschieht. Langeweile kann durchaus eine Motivation sein, ein Gespräch mit dem Nachbarn anzufangen!

Ein paar Gedanken sollte man sich immer wieder vor Augen halten:

- Vereinsamung im Alter ist kein Naturgesetz.
- Neue Kontakte zu knüpfen ist im Alter weniger einfach als früher.
- Dass jemand plötzlich mit lauter Menschen seiner Generation zusammenlebt, heißt noch lange nicht, dass er oder sie sich mit allen auch gut versteht oder gut verstehen muss. (Das gilt für jüngere Menschen ja ganz genauso!)
- Es bedarf häufig einer Unterstützung, um diejenigen Personen zu finden und mit ihnen in Kontakt zu kommen, mit denen „die Chemie stimmt".

Ich bin mir sicher, Ihnen fallen weitere Möglichkeiten ein, wie man Menschen im Pflegeheim, ohne sie zu bevormunden, dabei helfen kann, andere besser kennenzulernen. Und wenn der Kontakt einmal da ist, dann besteht Ihr „Brückenbauen" vielleicht tatsächlich nur noch darin, dass Sie Frau K. zu Frau D. begleiten. Das wäre ein wunderbarer Erfolg.

12. Betreuung am Bett

Wann ist ein Mensch bettlägerig? Dass man wegen einer Grippe für ein paar Tage das Bett hüten muss, zählt nicht dazu. Bettlägerigkeit ist eine längerfristige Lebenssituation, bei der sich jemand die überwiegende Zeit im Bett oder in einem bettähnlichen Liegemöbel aufhält.[30] Neben der leichten Form der Bettlägerigkeit, bei der der Mensch wenigstens für ein paar Stunden aus dem Bett kommt, gibt es die mittlere, bei der das Bett nur noch für einzelne Handlungen wie Körperpflege oder Nahrungsaufnahme verlassen wird. Und dann: die strikte Form, bei der der Mensch das Bett gar nicht mehr verlässt, nicht einmal, um die Toilette zu benutzen. Häufig verläuft der Weg zur Bettlägerigkeit in mehreren Phasen: Am Anfang ist der Mensch einfach gebrechlich und hat Schwierigkeiten, sich zu bewegen. Dann kommt vielleicht ein Ereignis wie ein Schlaganfall hinzu, das zusätzliche Einschränkungen bringt. Bewegung wird immer mühsamer, immer mehr Zeit verbringt der Mensch fest an einem Ort wie dem Sofa. Schließlich verlässt er das Bett kaum mehr.

Bettlägerigkeit, besonders in der strikten Form, ist ein extremer Zustand, den man sich als aktiver Mensch kaum vorstellen kann. Keine Ortsveränderung mehr, nicht mehr aus den Schlafkleidern herauskommen! Bettlägerigkeit hat weitreichende körperliche Folgen: Muskelabbau, schlechtere Atmung, schlechtere Verdauung, Gefahr des Wundliegens (Dekubitus). Aber auch Geist und Seele leiden unter diesem Zustand. Bettlägerige Menschen sind oft von sogenannter Deprivation (Mangelzuständen)[31] betroffen. Dazu gehören:

30 Zegelin, 2005, S. 287
31 Perrar, 2011, S. 270f.

- soziale Deprivation (kaum noch Kontakte und Begegnungen, keine Gemeinschafts-erlebnisse mehr)
- sensorische Deprivation (Mangel an Sinneswahrnehmungen)
- emotionale Deprivation (fehlende menschliche Zuwendung, emotionale Vernachlässigung).

Die Folgen: zunehmende Passivität bis hin zur Apathie, aber auch Ängste, Verzweiflung und Wahrnehmungsstörungen. Der Mensch fällt aus der Wirklichkeit und der menschlichen Gemeinschaft heraus. Auch sich selbst spürt er immer weniger, höchstens noch durch die Schmerzen.

Ein großes Problem ist, dass bettlägerige Menschen auch aus der Wahrnehmung der anderen herausfallen können. Natürlich weiß man, dass sie noch da sind. Aber sie sind nicht mehr sichtbar, man bekommt nicht mit, wie es ihnen ergeht allein im Zimmer. Und in aller Regel können sie auch von sich aus nicht auf sich aufmerksam machen, höchstens durch Schreien.

Auch für die zusätzlichen Betreuungskräfte können bettlägerige Menschen unsichtbar werden. Sie erfüllen viele Voraussetzungen nicht mehr: Sie können nicht zur Gruppe kommen, reagieren vielleicht kaum noch, ein Gespräch mag auch nicht mehr möglich sein – und schon ist man geneigt, die knappe Zeit für Einzelbetreuung für solche Bewohner zu verwenden, die „mehr mitbekommen“. Das darf nicht sein! Gerade bettlägerige Menschen brauchen die gezielte Ansprache, denn sie haben kaum noch die Möglichkeit, von sich aus in Kontakt zu treten, sich zu beschäftigen, Nahrung für ihre Sinne zu erhalten. Gerade Menschen im Bett brauchen Betreuung!

Zwei Ziele sind bei der Pflege und Betreuung bettlägeriger Menschen wichtig:

- Menschen zu mobilisieren, sodass Bettlägerigkeit sich nicht ausweitet. Zum Glück haben sich die Pflegekonzepte hierfür in den letzten Jahren verbessert. Die Maßnahmen müssen jedoch im Einzelfall abgewogen werden: Die Pflegewissenschaftlerin Angelika Zegelin, die eine Studie über Bettlägerigkeit durchgeführt hat, weist darauf hin, dass ein sinnloses „Herauszerren" aus dem Bett bei Menschen, die das nicht wollen, nicht angebracht ist.[32] Vielleicht sind Sie häufiger in der Situation, Personen zu motivieren, die zwar aus dem Bett könnten, aber das Gefühl haben, dass in dieser Welt alles zu schwer ist und ohnehin nichts mehr auf sie wartet.
- Das zweite Ziel: Die Lebensqualität von Menschen **im** Bett fördern. Dieses Kapitel beschäftigt sich mit diesem Ziel. Was kann man tun, damit Menschen in diesem eng umgrenzten Lebensraum etwas Gutes erfahren können? Bettlägerige Menschen sind oft schwer eingeschränkt. Deshalb geht es – neben allen anderen aktivierenden Zielen – immer auch darum, einen guten Kontakt zur Welt wiederherzustellen, um zu verhindern, dass der Mensch sich vollends in sich selbst zurückzieht und nicht mehr erreichbar ist.

Betreuung am Bett

Es gibt mittlerweile mehrere Bücher speziell für die Betreuung von Menschen im Bett. Die folgenden Anregungen stammen aus meiner eigenen Erfahrung

32 Zegelin, 2005

sowie aus dem Buch „Lebensraum Bett“[33]. Was mir bei meiner Arbeit aufgefallen ist: Was ein bestimmter Mensch im Bett jetzt gerade braucht, wird mir häufig erst klar, wenn ich am Bett stehe und den Menschen wahrnehme. Vorgefertigte Stundenkonzepte sind eine gute Grundlage, helfen mir im konkreten Fall aber nur bedingt weiter. Deshalb möchte ich Sie ermutigen, sehr bewusst auf die Dinge zu achten, die ich im Folgenden beschreibe. Dann wird Ihnen vieles auf- und einfallen, was Sie speziell für diesen Menschen tun können.

Machen Sie sich klar: Wo bin ich – wo ist der Mensch im Bett?

Nehmen Sie sich in regelmäßigen Abständen etwas Zeit, sich in die Lebens- und Erfahrungswelt eines Menschen hineinzuversetzen, dessen Lebensraum derart reduziert ist. Wenn ein Mensch seine Zeit überwiegend oder vollständig im Bett verbringt, heißt das, dass sich sein Leben – abgesehen von Geräuschen, die er auf dem Flur hört, weitgehend auf engstem Raum abspielt. Er liegt vielleicht schon viele Stunden so da, ohne richtige Ansprache. Ich dagegen komme aus dem Getümmel und bringe vielleicht ein Knäuel an To-do-Listen, Gedanken und einen inneren Stresspegel mit. Auch wenn ich direkt neben dem Bett stehe: Innerlich sind der Mensch im Bett und ich oft erst einmal weit voneinander entfernt. Diese Distanz muss ich behutsam überbrücken. Indem ich das Gedankenknäuel am besten draußen an den Handlauf hänge, bevor ich eintrete (es nimmt bestimmt keiner weg). Indem ich vor dem Anklopfen ein-, zweimal durchatme und mein inneres Tempo radikal herunterfahre.

Nehmen Sie behutsam Kontakt auf, nehmen Sie bewusst Abschied.

Wer ständig im Bett liegt, ist meist über weite Strecken des Tages ganz allein. Und selbst wenn Menschen im Raum sind: Wie oft erlebt der Mensch

33 Scholz-Weinrich & Graber-Dünow, 2015

eine bewusste Zuwendung und Ansprache? Die Gegenwart eines anderen Menschen, der sich einem zuwendet, kann allein schon sehr wohltuend sein. Wird aber der Mensch quasi überfallen, kann das seinen Rückzug noch verstärken. Lassen Sie sich und dem Menschen Zeit, sich gegenseitig wahrzunehmen und aufeinander einzustellen. Hilfreich kann es auch sein, wenn der Ein- und Ausstieg des Kontakts immer ähnlich abläuft.

Nehmen Sie wahr, wie es Ihnen selbst geht.

Sie sind innerlich in Hektik oder schleppen noch den Ärger über das letzte Gespräch mit Ihrer Teamleitung mit ins Zimmer? Glauben Sie nicht, dass Sie das vor dem Menschen im Bett verbergen können. Es schwingt in Ihrer Stimme mit, in der Art, wie Sie sich bewegen, wie Sie Kontakt aufnehmen. Gerade Menschen, die in vielem anderen eingeschränkt sind, sind für solche Schwingungen sehr sensibel. Lieber noch einmal auf den Balkon und tief durchatmen, den inneren Motor herunterfahren. Sonst sind Sie nicht wirklich frei, sich auf den Menschen im Bett und seine Bedürfnisse einzulassen.

Auf die kleinen Zeichen achten

Wie kann ich überhaupt erfahren, welche Bedürfnisse mein Gegenüber in diesem Moment hat, also was ihm oder ihr guttun würde? Viele bettlägerige Menschen können dies in Worten nicht mehr mitteilen. Aber wenn ich sehr bewusst auf die nicht-verbalen Reaktionen achte, kann ich viel über sein Empfinden herausfinden. Manchmal muss ich nur die Hand des anderen in die meine nehmen, schon kann ich spüren: Ist die Hand verkrampft? Entspannt sie sich durch meine Geste? Wird mein Händedruck erwidert? Weitere Informationen geben mir die Körperhaltung, die Gesichtszüge. Entsteht Blickkontakt?

Die „Arbeit in kleinen Schritten" braucht etwas Übung, gelingt mit der Zeit aber immer leichter. Aus dem, was Sie wahrnehmen, entsteht auch ein Eindruck über das Bedürfnis, das jetzt im Vordergrund steht. Bedürfnis nach Halt? Nach Ruhe? Nach Anregung? Nach Kontakt?
Wenn Sie auf diese Weise herausfinden, wie Sie den Menschen gut erreichen können, dann sichern Sie dieses wichtige Wissen für die weiteren Begegnungen mit ihm oder ihr, und denken Sie auch an Ihre Kollegen, die ebenfalls von diesem Wissen profitieren können.

Angebote machen

Ich erzähle ein wenig, in ruhigem Tonfall. Nehme ich eine Reaktion wahr? Dass der Mensch vielleicht den Inhalt meiner Erzählung nicht versteht, ist kein Grund, nicht mehr mit ihm zu sprechen. Angeredet zu werden, ist eine der frühesten menschlichen Kontakterfahrungen!
Aber auch jenseits der Worte gibt es viele Möglichkeiten, Angebote zu machen: über Musik und Klang, über Bilder, über Gegenstände, die den Tastsinn anregen, und vieles mehr. Für Betreuungskräfte, die viel mit bettlägerigen Menschen arbeiten, empfiehlt sich ein sogenannter Aktivierungswagen, den sie mit ins Zimmer nehmen können.
Es kommt nicht darauf an, dass viel passiert. Vielleicht ist schon die Tatsache, dass Sie da sind, das Allerwichtigste. In diesem Fall: Warum nicht eine Weile einfach am Bett sitzen und selbst einen Kaffee oder Tee trinken? Dieser Vorschlag des Pflegeexperten Erich Schützendorf[34] hat mir gut gefallen. Es ist ja nicht verboten, dass auch ich mir etwas Gutes tue, während ich einem Menschen meine Zeit schenke. Einem Menschen, der vielleicht so schwer eingeschränkt ist, dass man mit ihm gar nichts mehr „machen"

34 Vgl. Schützendorf, 2010, S. 74

kann. Der es aber dennoch genießen kann, für ein paar Minuten des Tages nicht allein zu sein.

Umgebungsgestaltung

Eine Übung: Während Sie am Bett sitzen und vielleicht eine Tasse Kaffee trinken, lassen Sie die Zimmerumgebung auf sich wirken. Gehen Sie ruhig alle Sinne nacheinander durch und stellen Sie sich dabei vor, dass Sie über viele Wochen lang nichts anderes wahrnehmen werden als das, was Ihnen jetzt gerade auffällt.

- Was können Sie sehen? Ist Angenehmes dabei, auf dem das Auge auch einmal länger verweilen könnte? Gibt Ihnen das, was Sie sehen, die Möglichkeit, sich zu orientieren, beispielsweise über Tages- oder Jahreszeit oder darüber, welches Wetter gerade draußen ist? Könnte der Mensch im Bett all das auch sehen? Was würden Sie gerne sehen?
- Wie ist die Zimmerbeleuchtung? Wie viel Licht bekommt der Mensch im Bett im Laufe des Tages mit (auch im Winter)? Lichtmangel beeinträchtigt das seelische Wohlbefinden. Daneben ist es gerade gegen Abend auch schön, eine Beleuchtung zu haben, die Gemütlichkeit ausstrahlt. Gibt es im Zimmer unterschiedliche Beleuchtungsmöglichkeiten, mit denen sich beispielsweise auch Tageszeiten strukturieren lassen?
- Was hören Sie und in welcher Lautstärke? Und wenn Sie sich vorstellen, lange Zeit nichts anderes zu hören: Was würde Ihnen fehlen?
- Wie erleben Sie die Zimmeratmosphäre? Ist die Luft frisch oder stickig? Ist der Geruch angenehm?
- Gäbe es, wenn Sie da liegen würden, wo der alte Mensch jetzt liegt, etwas in Reichweite Ihrer Hände, das Sie gerne befühlen, erkunden oder an sich drücken würden?

Natürlich sind Ihre Bedürfnisse nicht mit denen des alten Menschen vergleichbar. Aber Sie bekommen mit dieser Übung ein Gefühl dafür, was im Raum fehlt und was zu viel ist.

13. Ich geh mal eben schnell ... Mit dem alten Menschen unterwegs

Wenn Sie demnächst dies Buch zuklappen: Wo werden Sie dann hingehen? Stellen Sie sich einmal vor, Sie kämen dort nicht allein hin. Sie kämen nirgendwo allein hin. Ohne Hilfe blieben Sie bis zum Sankt-Nimmerleinstag genau da sitzen, wo Sie jetzt sind. Da Sie das nicht wollen, müssen Sie jemanden herbeiklingeln. Dieser Jemand kommt – irgendwann. Sie warten. Was geht Ihnen beim Warten durch den Kopf? „Jetzt muss extra jemand kommen – lohnt es den Aufwand?" Oder, wenn es dringend ist: „Mein Gott, warum werde ich hier sitzen gelassen? Soll ich noch einmal klingeln? Wer weiß, vielleicht hat man mich vergessen ..." Andererseits wollen Sie nicht zu jenen Menschen gehören, von denen es heißt, sie „hockten auf der Klingel". Das, so viel wissen Sie, kommt nämlich „beim Personal" nicht gut an.

Wie mag sich das anfühlen, in so einer Situation zu sein? Frustrierend, hilflos – machtlos? In einem Altenpflegelehrbuch heißt es: „Machtlosigkeit ist neben sozialer Isolation und Hoffnungslosigkeit eines der wichtigsten Pflegeprobleme in Alten- und Pflegeheimen."[35]

35 Altenpflege Heute, 2010, S. 292

Ein älterer Herr sagte letztens zu mir: „Wenn ich nicht mehr alleine vor die Tür käme, das wäre das Schlimmste. Dann wäre das Leben nicht mehr schön!" Für einen Großteil der Menschen, die Sie im Pflegeheim betreuen, ist diese Situation längst Realität.

Bewegungseinschränkungen im Alter können vielfältige Ursachen haben. Sie wirken sich meistens auf das ganze Leben aus: Ich komme nicht raus, habe weniger zu tun, komme nicht mehr „unter die Leute" und kann umgekehrt auch nicht in mein Zimmer, wenn mir danach ist. Trotzdem kann das Leben schön sein. Aber nur, wenn ich nicht ständig mit diesem Gefühl der Machtlosigkeit konfrontiert bin.

Es ist eine wichtige Aufgabe, Menschen in ihrer Mobilität zu unterstützen. Dazu gehört zweierlei:

- alten Menschen zu helfen, zu den Orten zu kommen, wo sie hinwollen
- alte Menschen darin zu unterstützen, dass sie in Bewegung bleiben und so lange wie möglich die Fähigkeit behalten, sich selbstständig oder auch mit Unterstützung so selbstbestimmt wie möglich fortzubewegen.

Mal rauskommen!

„Wenn ich einmal vor die Tür komme!", antwortete eine Dame in einem Interview zur Frage, was für sie im Pflegeheim einen guten Tag ausmache.[36]

36 Bär, 2017

Etwas anderes zu sehen als das tägliche Wohnbereichsgeschehen, an die frische Luft kommen, mal in den Ort kommen und schauen, was sich alles verändert hat: Das kann ein echter Lichtblick sein.

Dabei ist nicht egal, *wo* es hingeht. Eine Studie zur Lebensqualität von Menschen mit Demenz im Pflegeheim (H.I.L.DE.)[37], zeigte, dass viele Menschen ihre „Lieblingsorte" haben und auch Orte, an denen sie sich nur ungern aufhalten – auch im Haus selbst. Für den einen ist der Gemeinschaftsraum oder das Foyer ein schöner Ort: Man sieht die Leute kommen und gehen, fühlt sich nicht allein. Einem anderen ist es dort zu hektisch, er braucht mehr Ruhe.

Sie können in Ihre Informationssammlung zu den einzelnen Menschen auch räumliche Fragen aufnehmen, die Ihnen bei der Planung helfen:

- Wie groß ist der Bewegungsradius, den dieser Mensch hat? Wo kommt er oder sie im Alltag noch hin?
- Was sind seine Lieblingsorte im Haus? Welche Orte meidet er?
- Welchen Bezug hat er zu dem Ort, in dem Ihre Einrichtung steht? Gibt es vielleicht auch dort Plätze, die er gern einmal wiedersehen würde?

37 Becker et al., 2011

Selber gehen (dürfen)!

Bewegung ist gesund! Das hören wir überall (auch wenn die meisten Menschen sich trotzdem zu wenig bewegen). Im Alter hat Bewegungsarmut allerdings besondere Folgen: Es kommt zu körperlichen Abbauprozessen, beispielsweise Muskelabbau. Dadurch wird die Beweglichkeit noch mehr eingeschränkt, es kommt zu einem Teufelskreis, der in einer dauernden Bettlägerigkeit enden kann. Diesen Teufelskreis gilt es, so weit als möglich zu vermeiden!

In Ihrer Ausbildung lernen Sie deshalb unterschiedliche Bewegungsangebote für die Betreuungsassistenz, zum Beispiel Gymnastik in der Gruppe, Sitztanz, vielleicht auch individuelle Bewegungsübungen.

Auch die vielen kleinen Alltagsgänge (zum Essen, zur Gruppe usw.) bieten Gelegenheit zum Üben, selbst für Menschen im Rollstuhl. Die Pflegewissenschaftlerin Angelika Zegelin hat hierfür das sogenannte Drei-Schritte-Programm entwickelt: Der Rollstuhl wird nicht ganz bis ans Bett oder an den Tisch geschoben, sondern mit etwas Abstand zum Ziel. Die letzten drei Schritte geht der Mensch mit der entsprechenden Unterstützung selbst.[38]

Wichtig ist es, solche Aktivitäten vorab im Team abzusprechen. Wen kann ich getrost ermuntern, mit meiner Hilfe ein paar Schritte zu wagen, bei wem ist besonderes Fachwissen erforderlich, um ihn zu „mobilisieren"? Es kann im Einzelfall auch vorkommen, dass es nicht empfehlenswert ist, den Men-

38 Wenger, 2010

schen zu mobilisieren, beispielsweise weil sich das Sterben ankündigt und jede größere „Aktivierung“ nur eine Quälerei wäre.

Wenn Sie sturzgefährdete und bewegungseinschränkte Menschen unterstützen, sollten Sie außerdem wissen:

- Welche Einschränkungen hat der Mensch? Wo braucht er Hilfe?
- Was kann er noch? Und wie muss ich den Menschen in der Bewegung unterstützen, damit er gut vorankommt?
- Welche Gehhilfen hat er, mit welcher kommt er am besten zurecht?
- Was bedeutet Bewegung für sein Wohlbefinden? Hat er sich im Leben immer viel und gerne bewegt, oder war das für ihn eher ein „Muss"?

Dabei ist auch zu bedenken, dass Bewegung für alte Menschen mit Mühsal verbunden sein kann. „Es tut weh! Ich habe Angst zu fallen! Es ist anstrengend, ich schaffe es nicht!“ Häufig braucht es dann Ermutigung, und wenn der Mensch die Strecke geschafft hat, auch eine Würdigung von Ihnen für diese Leistung.

Achtsam unterwegs

Sonntag, 11.50 Uhr. Oben auf den Wohnbereichen teilen sie schon das Mittagessen aus. Unten vor dem Aufzug ist großer Bahnhof, besser gesagt: Stau. Immer das Gleiche! Wie soll man so viele Menschen, im Rollstuhl, mit Rollator oder wackeligen Fußes mit Stock unterwegs, auf die Schnelle von A nach B bringen? Niemand will den Rotkohl kalt essen müssen! So gut es geht, stim-

men sich die Betreuungsassistenten untereinander ab: „Du nimmst Frau M. und Herrn H. mit. – Halt! Da ist ja noch Frau D. Die kriegen wir auch noch irgendwie in den Aufzug rein. Ich hol Frau Z., die sitzt noch im Andachtsraum."

Perspektivwechsel. Ich sitze im Rollstuhl, über mir schwirren die Kommandos hin und her. Jemand schiebt mich – wer bloß? Ich kann mich nicht umdrehen. Hilfe, gleich verkeilt sich mein Fußteil in den Rollstuhl des Vordermanns! Dann geht die Aufzugtür auf. Auf die Plätze, fertig, los! Rechts und links fliegt die Flurlandschaft vorbei. Einmal scharf um die Ecke gebogen, und da sind wir … „Sehen Sie, Frau G., noch rechtzeitig!" Aber ich bin in Schweiß gebadet, der Appetit ist mir vergangen.

Zugegeben: Diese Szene ist ein bisschen übertrieben (hoffentlich!). Aber gerade wenn es hektisch wird, kann nach meiner Beobachtung manchmal in Vergessenheit geraten, dass es nicht der Rollstuhl ist, den ich schiebe, sondern der Mensch im Rollstuhl. Und der ist kein Gegenstand.

Auch beim kleinen Alltagstransfer sind ein paar Dinge immer wichtig:

- Eine kurze Kontaktaufnahme. Jeder will wissen, wer ihn schiebt. Und auch: wohin! Lassen Sie den, der im Rollstuhl sitzt, sein „Okay" geben, bevor es losgeht.
- Bleiben Sie auch unterwegs „in Beziehung", selbst wenn Sie beim Fahren nicht mit der Person sprechen oder Augenkontakt haben können. Achten Sie darauf, wie der Mensch im Rollstuhl sitzt, und darauf, ob die Person Ihnen etwas sagen will oder sich Zeichen von Stress bemerkbar machen.
- Auch wenn „es eilt": Achten Sie auf ein angemessenes Tempo.

Übrigens: Frau Z. kam zwar – in gemächlichem Tempo – erst zehn Minuten später an, aber auf dem Wohnbereich hatten sie ihre Mahlzeit so lange warm gestellt. Und der Tag ist ja noch lang!
Wie fühlt es sich an, im Rollstuhl zu sitzen? Vielleicht probieren Sie das einfach mal aus. Im Pflegeheim gibt es oft Gemeinschaftsrollstühle. Lassen Sie sich spazieren fahren, einmal in gemächlichem Tempo und einmal im „Jetzt-müssen-wir-rasch-Ankommen"-Tempo.

14. Mit herausforderndem Verhalten umgehen

In den allermeisten Alltagssituationen gelingt es uns, die Menschen, mit denen wir umgehen, einigermaßen gut zu verstehen. Mit einiger Erfahrung in der Betreuung werden Sie sogar Verhaltensweisen alter Menschen nachfühlen können, bei denen manche Kollegen den Kopf schütteln. Aber das gelingt nicht immer. Zu Ihrem Arbeitsalltag gehören auch Momente, in denen Sie sich fragen: *Was geht in dem Menschen vor, dass er sich so verhält?* „So" – das heißt mit denjenigen Verhaltensweisen, die uns irritieren und von denen wir denken: „So kann das nicht weitergehen, da muss etwas passieren, da müssen wir etwas unternehmen."

Frau G. sitzt in ihrem Zimmer und schreit. Sie schreit seit Stunden. Der hohe Fistelton ihrer Stimme dringt durch den ganzen Wohnbereich und allen durch Mark und Bein. Die Mitarbeitenden machen sich Gedanken: Was können wir tun? Sie bringen die alte Dame, die stark dement und auf den Rollstuhl angewiesen ist, in den Tagesraum. Vielleicht braucht sie einfach mehr Anregung? Aber Frau G. schreit weiter. Eine Mitarbeiterin setzt sich zu ihr und nimmt ihre Hand, streichelt sie, redet ruhig auf sie ein. Frau G. hört auf zu schreien. Nach fünf Minuten muss die Mitarbeiterin weiter. Kaum hat sie Frau G. verlassen, geht das Schreien wieder los. Die anderen alten Damen und Herren protestieren. Der erste Angehörige betritt den Wohnbereich und zieht die Augenbrauen zusammen. Am Ende wird die Dame zurück auf ihr Zimmer gebracht. Und da sitzt sie wieder wie zuvor und schreit bis zum Abend.

Dies ist ein Beispiel für typische Verhaltensweisen, die alle Mitarbeitenden an ihre Grenzen bringen. Weitere Beispiele sind:

- starke Unruhe: *Frau H. läuft, wie von einer inneren Qual getrieben, den Gang auf und ab, auf und ab. Sie kann kaum mehr, aber sie muss weiter, immer weiter.*
- aggressives Verhalten: *Wehe, du kommst einen Schritt näher!, sagt der Körperausdruck von Herrn F., der vor mir steht, als wolle er gleich zuschlagen.*
- Weg-/Hinlauftendenzen: „Ich muss jetzt heim!“ *Frau S. ist durch nichts davon zu überzeugen, dass niemand mehr zu Hause auf sie wartet, für den sie kochen müsste.*
- apathisches Verhalten: *Frau K., schwer dement, sitzt den ganzen Tag scheinbar regungslos in ihrem Rollstuhl. Ob etwas sie noch erreicht, ob sie innerlich teilnimmt an ihrer Umgebung? Wenn man das wüsste! Gefühlsreaktionen zeigt sie kaum.*

Verhaltensweisen wie diese rufen bei Mitarbeitenden in der Regel eine oder mehrere der folgenden Reaktionen hervor:

- Gefühlsreaktionen: Stress, Unbehagen, Abwehr, „Genervtsein“, Resignation
- Handlungsdruck: Wir müssen etwas unternehmen! Und wir müssen das Richtige tun, sonst wird alles noch schlimmer.

- Ratlosigkeit: Aber wir haben keine Ahnung, was eine gute Lösung ist. Wir wissen nicht, was in dieser Situation wirklich hilft.

Für solche Situationen reicht das „Basisprogramm" des Alltagsverstehens nicht aus. Es braucht eine „verstehende Diagnostik", um Ursachen des Verhaltens und finden und Lösungen zu entwickeln.

Herausforderndes Verhalten verstehen

Herausfordernde Verhaltensweisen haben immer eine Ursache. Diese Ursache zu finden, ist der Schlüssel für alles Weitere. Das heißt: Sie müssen sich auf die Suche begeben, am besten gemeinsam im Team. Passen Sie auf, dass Sie dabei nicht in eine Sackgasse geraten. Eine typische Sackgasse ist: „Klar, dass Frau D. andauernd nach Hause will: Sie ist ja dement!" Grund gefunden, Suche beendet? Falsch! Denn beileibe nicht alle Menschen mit Demenz wollen nach Hause, und wenn sie nach Hause wollen, dann nicht unbedingt aus den gleichen Gründen. Die Demenz ist nur ein „Hintergrundfaktor": Sie macht es dem Menschen schwer, den Alltag zu verstehen, macht ihn anfällig für Stress und behindert ihn darin, seine Bedürfnisse ausdrücken zu können. Sie ist nicht der „Auslöser" dafür, dass Frau D. nach Hause will.

Auslöser für herausforderndes Verhalten: Bedürfnisse und Stressfaktoren

Bei herausforderndem Verhalten geht es sehr oft um Bedürfnisse[39]:

- Das Verhalten kann ein Versuch oder ein Weg sein, ein Bedürfnis zu befriedigen. Beispiel: *Ein Mensch uriniert in den Papierkorb, weil*

39 James, 2011

„es" eilt, und der Papierkorb, weil „unten zu", erscheint als gute Gelegenheit.

- Das Verhalten kann eine Folge davon sein, dass ein Bedürfnis nicht erfüllt oder respektiert wurde. Beispiel: *Herr F. wird wütend und erhebt seine Hand gegen mich, weil er sich in diesem Moment von mir körperlich bedrängt fühlt und sich nicht mehr anders zu helfen weiß.*

Das Verhalten kann auch die Folge von Stressfaktoren sein:

- Körperlicher Stress. Beispiele: *Frau K. drückt es im Unterleib. Aufgrund ihrer fortgeschrittenen Demenz versteht sie nicht mehr, dass das ein Stuhldrang ist und dass sie zur Toilette gehen müsste.* Weitere Beispiele: *Hunger-/Durstgefühl, Schmerzen, akuter Schlafmangel …*
- Psychischer und sozialer Stress. Beispiel: *Die Tischnachbarn von Herrn G. sind einhellig der Meinung – und drücken das auch lautstark aus: Herr G. solle gefälligst nicht mit den Fingern essen. Herr G. weiß aber nicht mehr, wie man Messer und Gabel benutzt. Irgendwann wirft er den Teller zu Boden.*
- Umgebungsstress. *Frau S. reagiert ängstlich, wenn es zu laut ist. Herrn F. macht die nächtliche Dunkelheit Angst. Frau M. entkleidet sich, weil es ihr zu warm ist, usw.*

Wie können Sie vorgehen?

Die beste Möglichkeit, Lösungen bei herausforderndem Verhalten zu finden, ist eine Fallbesprechung im Team. Aber auch allein können Sie das folgende Ablaufschema nutzen.[40] Es hilft Ihnen, alle wichtigen Dinge zu berücksichtigen, die im Alltag oft übersehen werden.

40 vgl. Bartholomeyczik et al., 2006

1. Das Verhalten beschreiben, ohne es zu bewerten:

Wann tritt das Verhalten auf? Was passiert genau? Gibt es Gesetzmäßigkeiten (z. B. im Tagesablauf)? Gibt es etwas, das den Menschen dazu bringt, aufzuhören?

Bei Frau G. haben wir gesehen, dass sie aufhört zu schreien, wenn sich ihr jemand zuwendet. Außerdem: Morgens schreit sie nicht, das Schreien beginnt immer erst gegen Nachmittag.

2. Unterschiedliche Perspektiven anschauen

- Wer leidet unter dem Verhalten? (Der Mensch selbst, Mitbewohner, Angehörige, wir?)
- Welche Gefühle löst das Verhalten in uns Mitarbeitenden aus?
- Wie könnte der Mensch selbst die Situation sehen?

Das Schreien von Frau G. löst bei den Mitarbeitenden eine Mischung aus Hilflosigkeit, Frust und Genervtsein aus. Frau G. selbst, darin sind sich alle einig, drückt irgendeine Art von Unwohlsein aus, ohne dass man sagen könnte, was ihr fehlt.

3. Mögliche Gründe des Verhaltens finden

Hier geht es darum, Ideen zu sammeln. Was fällt mir, fällt uns dazu ein? Sagen Sie nicht zu früh: „Das kann nicht sein." Je kreativer man in der Ideensuche ist, desto besser. Was das Wahrscheinlichste ist, danach wird anschließend geschaut.

4. Maßnahmen festlegen

Am Schluss dieser Phase sollte man sich auf einen oder zwei Gründe einigen, die Sie für am wahrscheinlichsten halten. Wenn Sie sich festgelegt haben, lautet die nächste Frage: Wenn dies die Ursache für das Verhalten sein sollte, was können wir dann tun? Sie entscheiden gemeinsam, welche Maßnahmen

Sie probieren wollen und über welchen Zeitraum Sie dies versuchen, bis Sie den Erfolg bewerten.

Bei Frau G. war es relativ schwer, Gründe für ihr Verhalten zu finden. Warum schreit jemand stundenlang? Hier haben die Mitarbeitenden in einem Fachbuch recherchiert. Insgesamt 26 Möglichkeiten waren dort aufgelistet.[41] *Die meisten erschienen bei Frau G. nicht wahrscheinlich. Am naheliegendsten war der Grund „erhöhte Reizbarkeit wegen Müdigkeit", weil Frau G. erst nachmittags zu schreien anfängt. Das Team hat beschlossen, Frau G. ins Bett zu helfen, wenn das Schreien anfängt. Außerdem wird eine in Basaler Stimulation ausgebildete Kollegin aus der Pflege eine beruhigende Einreibung mit ätherischem Öl probieren. Nach einer Woche sollen die Erfahrungen im Team wieder ausgetauscht werden.*

Manchmal findet man den richtigen Weg erst nach mehreren Ansätzen. Lassen Sie sich nicht entmutigen! Schon das gemeinsame Suchen selbst kann etwas bewirken. Wichtig ist, einen Hintergrundfaktor wie z. B. Demenz nicht mit dem Auslöser zu verwechseln. Eine Mitarbeiterin erzählte mir: „Wir sind wirklich verzweifelt, weil Frau S. nie beim Essen sitzen geblieben ist. Wir haben dann eine Fallbesprechung durchgeführt. Und es war ganz komisch: Wir hatten zwar keine tollen Ideen, was wir machen könnten, aber das gemeinsame Suchen nach Lösungen hat irgendetwas entspannt. Wir sind mit dem Verhalten von Frau S. viel lockerer umgegangen, und sie hatte plötzlich mehr Ruhe. Heute sitzt sie beim Essen mit den anderen am Tisch, ohne dass wir viel dazu hätten tun müssen."

41 vgl. James, 2011, S. 40

15. Gut in Kontakt mit Angehörigen

Wenn wir auf das blicken, was unserem Leben Halt und Sinn gibt, stehen Menschen häufig an erster Stelle: der Partner, die Kinder, gute Freunde ... Bei alten Menschen ist dies nicht anders. Allerdings ist ein Teil der ihnen nahestehenden Menschen aus der eigenen Generation wahrscheinlich schon verstorben, dafür hängen im Zimmer die Fotos von Enkeln und Urenkeln, deren Besuch oft das „Highlight“ der Woche darstellt.

Angehörige, das sind meist jene Personen, die dem alten Menschen am nächsten stehen. Oft zählen sie zur Familie, aber nicht immer. Auch ein enger Freund kann der „nächste Mensch“ sein.

Von den noch lebenden Menschen, die für den alten Menschen wichtig sind, werden Ihnen manche begegnen. Andere kennen Sie aus den Gesprächen mit dem alten Menschen. Und wieder andere kennen Sie lediglich aus der Pflegedokumentation („hat zwei Kinder“) und fragen sich: Was ist mit diesen Angehörigen? Manche Menschen in der Pflegeeinrichtung haben ein großes Netz an Angehörigen um sich, andere haben kaum einen Menschen, der sich um sie sorgt. Manche alten Menschen haben den Kontakt zu Angehörigen auch von sich aus abgebrochen – warum auch immer.

Wichtig ist, dass kaum etwas ein Leben so tief prägt, so tiefe Spuren hinterlässt wie die Beziehungen zu anderen Menschen. Und Studien zur Lebensqualität im Alter zeigen deutlich, dass der Kontakt mit Menschen, die einem am Herzen liegen, einen ganz entscheidenden Weg zu Sinn und Freude darstellt.

Nun können Beziehungen zwischen dem alten Menschen und seinen Angehörigen einfach oder schwierig, innig oder distanziert sein. Das ist etwas, auf das Sie keinen Einfluss haben. Aber Sie können das eine oder andere dazu tun, dass die Fortführung dieser Beziehung auch in der Pflegeeinrichtung gelingt.

Ein kurzer Gang in den Schuhen einer Angehörigen

Der 31. Mai wird mir immer im Gedächtnis bleiben. Während wir ihre Sachen packten, saß Mutter in der Küche und weinte. Das hat wehgetan. Dabei hatte sie dem Umzug ins Pflegeheim ja zugestimmt, hatte eingesehen, dass es zu Hause nicht mehr ging. Alles hatten wir probiert, um ihr den Wunsch zu erfüllen: Pflegedienst, Putzhilfe, jemand von der Nachbarschaftshilfe zum Spazierengehen. Eingekauft haben wir, und am Wochenende uns mit Besuchen abgewechselt. Viel von unserem eigenen Leben ist damals auf der Strecke geblieben. Und dazwischen immer die bange Frage: Passiert ihr auch nichts, allein daheim? Schlussendlich ist es passiert, der Sturz nachts auf dem Weg zur Toilette. Vier Stunden hat sie im Flur gelegen, bis morgens der Pflegedienst kam und den Krankenwagen gerufen hat. Ich will gar nicht wissen, wie sie diese Zeit durchgestanden hat! Zum Glück kein Bruch, nur eine starke Prellung. Seither hatte Mutter nur noch Angst vor dem Alleinsein. Wir haben beisammen gesessen, diskutiert, dazwischen die nagenden Gedanken: Wäre es nicht doch möglich, die Mutter zu mir zu nehmen? Aber wie denn, sie kann doch nicht im Wohnzimmer auf der Couch schlafen! Und wenn ich auf Dienstreise bin, ist die Mutter nachts wieder allein. Trotzdem das schlechte Gewissen. Denn ins Pflegeheim gehen, das hat Mutter nie gewollt.

Drei Wochen lebt sie jetzt hier. Sie zu besuchen, fällt nicht leicht. Ich stehe im Foyer und warte auf den Aufzug. Eigentlich ist alles hier ja sehr gepflegt, aber ein bisschen unpersönlich, wie im Krankenhaus. Es gibt noch so viel zu klären, ich muss dringend mit den Pflegern sprechen. Auf dem Gang sehe ich niemanden, auch nicht im Schwesternzimmer, nur eine Reinigungskraft, die die Achseln zuckt und mir zu verstehen gibt, dass sie mir nicht weiterhelfen kann. Da kommt jemand aus einem Bewohnerzimmer und hastet, die Arme voll Pflegeutensilien, in einen anderen Raum. Wieder ein neues Gesicht! Und Zeit scheint die Mitarbeiterin auch nicht zu haben. Aber es hilft nichts: Als sie aus dem Raum kommt, halte ich sie auf. Es ist mir unangenehm, über das Problem mit den Inkontinenzartikeln auf dem Gang zu sprechen, aber die Mitarbeiterin verspricht mir schlussendlich, ihrer Kollegin Bescheid zu sagen, deren Namen ich auch noch nie gehört habe, die aber offenbar für Mutter zuständig ist. Ein fester Ansprechpartner, das wäre schön! Jemand, der mich begrüßt und sagt: ‚Hallo, Frau D., Ihrer Mutter geht es heute gut!' Einmal ein Gespräch in Ruhe und unter vier Augen. – Haben die meine Mutter „auf dem Schirm"? Bemühen sich die Mitarbeiter, sie kennenzulernen, ihre Vorlieben und Wünsche? Oder wird sie nur „versorgt"? Ich bin mir nicht sicher.

Vielleicht werden Sie sich fragen: Jetzt auch noch die Angehörigen? Wir haben kaum genug Zeit für den alten Menschen selbst! Es ist richtig: Um Angehörige wirklich mitbetreuen zu können, wie es in der Theorie der Pflege eigentlich vorgesehen ist, fehlt eindeutig Personal. Aber es soll hier auch nicht darum gehen, dass der Angehörige zum zweiten Klienten wird. Sondern um die zwei folgenden Fragen:

- Was kann ich dafür tun, dass der Angehörige sich hier wohlfühlt?
- Wie kann ich professionell mit den Erwartungen von Angehörigen umgehen, insbesondere dann, wenn Angehörige mir und uns gegenüber immer wieder Kritik äußern?

Gegenseitige Erwartungen

Angehörigenarbeit wird von vielen Mitarbeitenden als ein „schwieriges Feld" beschrieben. Man sei häufig mit unrealistischen Erwartungen konfrontiert. „Warum erhält meine Mutter nicht mehr Ansprache?" Oder: „Mein Vater wäre viel mobiler, wenn noch öfter jemand von Ihnen mit ihm laufen würde." Und: „Können Sie nicht organisieren, dass meine Tante häufiger in die Stadt kommt? Sie versauert hier ja!" …

Was den Mitarbeitenden selbst oft kaum bewusst ist, sind die eigenen Erwartungen an Angehörige. Mitarbeitende wünschen sich nämlich oft so etwas wie ein „Arbeitsbündnis": „Wir" erbringen das, was wir laut Heimvertrag zu leisten versprochen haben. „Ihr" tut mit euren Besuchen und als Kümmerer in diversen Angelegenheiten des alten Menschen das Eurige dazu, dass es ihm gut geht. Arbeiten, Hand in Hand, von zwei souveränen Partnern. Im Idealfall klappt das sogar, und – davon bin ich überzeugt – gar nicht mal so selten!

Martina Schmidl[42] ist Pflegefachfrau und erfahrene Expertin für die palliative Pflege von Menschen mit Demenz. Trotzdem trifft sie die Demenzerkrankung ihrer Schwiegermutter auf eine Weise, auf die sie nicht vorbereitet war. Sie versucht die Pflege zu organisieren, so gut es geht, und durchlebt Nacht für Nacht schwierige Situationen, wenn die Schwiegermutter im Haus herumläuft. Plötzlich sieht sie auch die Kollegen mit anderen Augen, die ihre Schwiegermutter daheim versorgen, muss sich zurückhalten, nicht immer wieder zu kritisieren, müht sich ab, ihre Gefühle gegenüber den Helferinnen

42 vgl. Schmidl, 2016

nicht zu zeigen, um nicht als schlechte Angehörige dazustehen. „Ich erlebte am eigenen Leib, wie es ist, wenn Angehörige nicht als Leidende wahrgenommen werden, sondern als Personen, die ‚funktionieren' sollen" (ebd.). Und später: „Auch Profis sind – ebenso wie ich – meist erst dann in der Lage, Angehörige zu verstehen, wenn sie sich selbst in dieser Rolle erlebt haben" (ebd.).

Viele Angehörigen werden ihre eigene Verletzlichkeit und Belastung Ihnen gegenüber nicht zeigen. Dennoch: Sie sind in ganz unterschiedlicher Weise Mitbetroffene, und häufig gibt es – wie im obigen Beispiel – vor dem Umzug in die Einrichtung eine schwierige Vorgeschichte. Das sollte man als Betreuender nicht vergessen.

„Willkommenskultur" für Angehörige

Sie tragen zur Lebensqualität des alten Menschen bei, wenn Sie – soweit Sie das können – etwas dafür tun, dass Angehörige sich im Haus willkommen und behaglich fühlen. Dazu reichen oft schon einfache Dinge:

- eine wertschätzende, persönliche Ansprache
  Wenn Sie einmal einen nahen Menschen im Krankenhaus oder einer Pflegeeinrichtung besucht haben, werden Sie die Erfahrung kennen: Man ist als Angehöriger sehr sensibel dafür, wie man von den Mitarbeitenden vor Ort angesprochen wird. Schon, ob man meinen Namen kennt oder nicht, macht einen Unterschied. Signalisiert man mir: *„Na, endlich lässt die sich auch mal wieder blicken"*? Oder habe ich das Gefühl, einfach ein gern gesehener Gast zu sein, als wichtiger Fixpunkt im inneren Kosmos des alten Menschen? Mitgefühl, Herzenswärme und Wertschätzung: Diese Gesten werden auch im

Beitrag von Frau Schmidl (ebd.) als sehr wohltuend für Angehörige beschrieben.

- Orientierung in der Pflegeeinrichtung anbieten
  Wie lange haben Sie gebraucht, bis Sie die „Logik" ihres Arbeitsplatzes verstanden hatten? Für Angehörige ist eine Pflegeeinrichtung häufig noch lange ein fremder Kosmos. Kann ich kommen, wann ich will, oder gibt es Besuchszeiten? Wohin kann ich mich mit welcher Frage wenden? Darf ich einfach Kaffee und Kuchen mitbringen, oder geht das nicht? Wie verbringt mein Angehöriger die Zeit, wenn ich nicht da bin, sitzt er dann den ganzen Tag alleine da? Ermuntern Sie Angehörige, die Fragen zu stellen, die ihnen im Kopf herumgehen.
- Hilfen anbieten, miteinander eine gute Zeit zu verbringen
  „Meine Mutter redet ja kaum noch. Was kann ich tun? Es ist so schlimm, mit anzusehen, wie sie verfällt!" Sie können nicht verhindern, dass es dem Sohn wehtut, die Mutter in dieser Verfassung zu sehen. Aber vielleicht können Sie verhindern, dass der Sohn nicht mehr zu Besuch kommt, weil er nicht weiß, was er mit der Mutter noch anfangen soll. Sie sind es gewohnt, auch mit schwer beeinträchtigten Menschen umzugehen. Dinge wie das Fotoalbum, das man gemeinsam betrachten kann, oder das Bewusstsein, dass man einfach beieinandersitzen kann, ohne sprechen zu müssen, sind Ihnen in Fleisch und Blut übergegangen. Für Angehörige ist das oft völliges Neuland. Angehörige sehen dann zunächst mal all das, was man früher gemeinsam unternommen hat und was jetzt nicht mehr geht. In solchen Fällen können Sie Tipps anbieten: Gibt es neue Bilder von der Urenkelin? – Hatte Ihre Mutter vielleicht eine Lieblingsmusik? Vielleicht können Sie da etwas zusammen anhören?

Professionell mit Kritik umgehen

Trotz Ihrer Bemühungen kann es immer wieder vorkommen, dass Angehörige Kritik an Ihrer Arbeit und der Ihrer Kollegen üben. Diese Kritik wird dann oft nicht sachlich geäußert, sondern vorwurfsvoll. „Die Wäsche kam schon wieder ohne Knöpfe zurück. Das darf doch nicht wahr sein!" – „Warum hat meine Mutter schon wieder Milch im Kaffee? Wir haben doch oft genug gesagt, dass sie ihn schwarz trinkt."

Mit solcher Kritik professionell umzugehen, ist nicht einfach, gerade dann, wenn man das Gefühl hat: Wir geben doch alles. Mehr geht einfach nicht! Zugleich sollten Sie üben, nicht Ihrerseits in eine unsachliche Reaktion zu verfallen, indem Sie entweder reflexhaft alle Kritik zurückweisen oder – ebenso reflexhaft – anfangen, sich für alles Mögliche zu entschuldigen, Personalmangel und schwierige Arbeitsbedingungen eingeschlossen. Was Sie tun können:

- Lassen Sie sich nicht dazu verleiten, Angehörigen schlechte Absichten zu unterstellen. „Die will ja nur ..." – so werden häufig Sätze eingeleitet, mit denen kritische Angehörige im Pflege- und Betreuungsteam beurteilt werden. So eine Haltung hilft nämlich nicht, eine Lösung zu finden. Hilfreicher ist es, wenn Sie erst einmal davon ausgehen, dass der Angehörige aus Sorge um den alten Menschen so handelt, wie er es tut.
- Versuchen Sie, die Gefühle des Angehörigen, die Ihnen in der Kritik unter Umständen entgegenschlagen, bewusst wahrzunehmen, ohne sie gleich auf sich zu beziehen. In diesen Gefühlen kann sich viel entladen, was gar nicht direkt mit Ihnen zu tun hat, sondern beispielsweise mit Verzweiflung über die gegenwärtige Situation.

- Im ersten Schritt reicht es, zu signalisieren, dass die Botschaft angekommen ist. Sie müssen das Problem nicht auf der Stelle lösen. Aber der Angehörige wird nicht locker lassen, wenn er das Gefühl hat, Sie nehmen es nicht ernst.
- Regelmäßig ist die vorgetragene Kritik ja auch berechtigt. Natürlich ist es ärgerlich, wenn die Mutter trotz klarer Ansage den falschen Kaffee bekommt oder wenn die Wäsche in der Reinigung kaputtgeht. In solchen Fällen überlegen Sie: Kann ich zur Lösung beitragen, oder sollte ich den Angehörigen freundlich an die richtige Adresse weiterverweisen? Wie Sie mit Kritik umgehen, die nicht in Ihren Aufgabenbereich fällt, sollten Sie im Bedarfsfall auch mit der Teamleitung klären.
- Denn: Wenn Sie sich um jede Kritik kümmern, die Ihnen gegenüber vorgetragen wird, kann das leicht zu Konflikten mit Ihren Kollegen führen. Am Ende sind Sie für den Angehörigen so etwas wie der „good guy", der gute Mitarbeiter, und andere Kollegen werden zu „bad guys". Bald sitzen Sie zwischen allen Stühlen. Das sollte nicht passieren.
- Handelt es sich um Kritik, die in Ihren Bereich fällt und die mehr verlangt als eine einfache Korrektur (Beispiel: „Wir tragen es uns ein, damit wir Ihre Mutter ab jetzt nicht beim Abholen zum Gottesdienst vergessen")? Dann lassen Sie sich nicht unter Druck setzen, auf der Stelle eine Lösung zu präsentieren. Sie haben immer die Möglichkeit, zu sagen: Ich bespreche das mit den Kollegen, wir schauen, was wir tun können. – Es sei denn, es handelt sich wirklich um ein größeres Thema, das sich auch nach Rücksprache nicht lösen lässt. Dann sollten Sie den Angehörigen an Ihre Vorgesetzten weiterverweisen.

Gemeinsames Ziel: das Wohl des alten Menschen

Es ist nicht fair, von Angehörigen souveräne Gelassenheit zu fordern. Ebenso wenig können Sie erwarten, dass Angehörige Ihnen mehr Anerkennung entgegenbringen für das, was Sie alles für den alten Menschen tun. Auch das ist oft eine stille Erwartung von Mitarbeitenden. Dass Sie gute Arbeit leisten, dafür müssen die Menschen nicht „Danke" sagen, es ist Ihr Job. Dass Sie allerdings noch mehr tun und über Ihre eigenen Grenzen gehen, kann kein Angehöriger von Ihnen fordern.

Es gibt eine gemeinsame Basis, von der Sie immer ausgehen sollten: Sowohl Sie als auch die Angehörigen wollen, dass es dem alten Menschen gut geht. Sie haben ein gemeinsames Ziel. Was getan werden sollte, um dieses Ziel zu erreichen: Darüber können die Ansichten auseinandergehen. Aber darüber kann man auch sprechen! Wissen die Angehörigen, welche Gedanken Sie sich gemacht haben? Und dass manches, was zunächst befremdlich erscheinen mag, durchaus im Sinne des alten Menschen ist?

„Warum sitzt meine Frau mit fleckiger Bluse da? Können Sie ihr nichts Sauberes anziehen?" – „Das machen wir gleich, wir kamen noch nicht dazu. Es ist einfach so, dass Ihre Frau heute zum ersten Mal wieder ohne Hilfe gegessen hat. Da ist einiges danebengegangen, aber glauben Sie mir: Sie war unendlich froh, dass sie das wieder geschafft hat."

16. Begleitung im Sterbeprozess, Abschied nehmen

Den alten Menschen ist bewusst: Das Pflegeheim ist – in aller Regel – mein letzter Wohnort. Ich weiß nicht, wie viel Lebenszeit ich noch habe. Aber eines Tages, vielleicht schon bald, wird mein Leben dort zu Ende gehen.

Mitarbeitende im Pflegeheim wissen: Wir begleiten die Damen und Herren auf ihrem Weg. Das heißt für uns, dass wir bereit sind, auch die letzten Schritte gemeinsam mit ihnen zu gehen.

Die Leitung eines Pflegeheims sollte bedenken: Die Begleitung von Menschen im Sterbeprozess ist eine hohe Kunst. Wir brauchen dafür ein palliatives Konzept. Und wir brauchen die Unterstützung von Ärzten und ehrenamtlichen Hospizdiensten, denn unsere eigenen Ressourcen reichen für eine umfassende Sterbebegleitung nicht hin.

Sterben im Pflegeheim

Das Sterben kann sehr unterschiedlich verlaufen. Manchmal kündigt der Tod sich an, manchmal kommt er ganz plötzlich.
… Frau G. hat gestern noch tatkräftig beim Chor mitgesungen. Heute Morgen fand der Frühdienst sie tot in ihrem Bett – offenbar friedlich eingeschlafen.
… Herrn T. geht es schon eine Weile nicht gut. Mal kann er aus dem Bett mobilisiert werden und verfolgt mit Aufmerksamkeit das Treiben im Gemeinschaftsraum, ein andermal wieder ist er zu schwach. Er isst und trinkt auch immer schlechter. Irgendwann wird klar: Es geht dem Ende zu. Aber

das Herz, so müde es ist, will noch nicht aufgeben. Herr T. ist nun vollständig bettlägerig und muss alle paar Stunden umgelagert werden, damit sich keine Druckgeschwüre entwickeln. Er spricht kaum mehr, und wenn, dann sehr leise und verwaschen. Manchmal zuckt es über sein Gesicht, als quäle ihn etwas. Von Zeit zu Zeit fällt ihm das Atemholen schwer, und die Pflegenden stellen das Kopfende seines Bettes höher, um es ihm leichter zu machen. Wenn der Sohn bei ihm sitzt und seine Hand nimmt, öffnet er manchmal die Augen. Aber auch diese Reaktion hört irgendwann auf. Zwei Tage später verstirbt er.

… Herr H., bislang noch recht rüstig unterwegs, erleidet einen Schlaganfall. Er kommt in die Klinik. Als er Tage später zurückverlegt wird, ist er vollständig pflegebedürftig und wird durch eine Magensonde ernährt. Er verstirbt wenige Tage darauf.

Der Tod ist nach wie vor ein Thema, über das man nicht gerne spricht. Wenn es dann so weit ist, kann es zu hektischen und unüberlegten Reaktionen kommen. 55 % aller Menschen wollen am liebsten daheim sterben, nur 2 % im Krankenhaus.[43] De facto aber verstirbt fast jeder zweite Deutsche in der Klinik.[44]

Gerade in einer Pflegeeinrichtung ist es oft völlig sinnlos, den Menschen in seinen letzten Lebenstagen noch ins Krankenhaus zu verlegen: Er ist ja bereits in professioneller Versorgung. Aber wenn die Beteiligten niemals über die Wünsche des alten Menschen für diese Situation gesprochen haben, wenn kein Arzt verfügbar ist, der den Sterbenden

43 Statista-Umfrage 2017 zur Frage: An welchem Ort möchten Sie am liebsten sterben, wenn es einmal so weit ist? www.statista.com (Letzter Zugriff 21.12.18)

44 BertelsmannStiftung, 2015

vor Ort betreut, und wenn die Pflegenden sich überfordert fühlen und Angst haben, wegen unterlassener Hilfeleistung zur Rechenschaft gezogen zu werden, dann führt all dies dazu, dass immer wieder der Rettungsdienst gerufen wird, sobald die ersten Sterbesymptome sich ankündigen.

Es gibt bereits Konzepte für die Begleitung Sterbender in Pflegeeinrichtungen. Dies sind einmal die sogenannte *„vorausschauende Pflegeplanung“* (advanced care planning) und zum anderen das *„Palliative-Care-Konzept“*. Der Ausdruck „palliativ“ ist vom lateinischen Wort „pallium“, d. h. Mantel, abgeleitet. Das Konzept zeigt auf, wie man den Bedürfnissen sterbender Menschen so begegnen kann, dass sie friedvoll, ohne Qual und in Würde gehen können. Quasi wie umhüllt mit einem sorgenden Mantel. Leider werden solche Konzepte in der Praxis noch viel zu wenig angewendet.

Was können Sie im Umgang mit Sterben und Tod tun?

Klar ist: Eine gute Begleitung Sterbender in der Pflegeeinrichtung kann kein Mitarbeitender alleine leisten. Wenn Ihre Einrichtung ein palliatives Konzept praktiziert, wird man Sie (hoffentlich!) damit vertraut machen, und Sie werden die Gelegenheit haben, entsprechende Fortbildungen zu besuchen. Aber auch, wenn Ihre Einrichtung kein Konzept hat, und selbst dann, wenn Sie nicht ausdrücklich in die Sterbebegleitung eingebunden sind, werden Sie in Ihrer Arbeit immer wieder sterbenden Menschen begegnen. In dieser Situation ist man vor die Frage gestellt: Was kann ich noch für den Menschen tun? Wie verhalte ich mich richtig? Was sollte ich unterlassen?

Grundsätzlich gilt vieles, was in den anderen Buchkapiteln beschrieben ist, in ganz besonderer Weise für den Umgang mit sterbenden Menschen:

- Innere Ruhe ist notwendig, um dem Menschen gut begegnen zu können. Schlimm ist es für den Sterbenden, die Hektik und Fahrigkeit anderer ertragen zu müssen.
- Die achtsame Gegenwart ist entscheidend. Da zu sein, dem sterbenden Menschen volle Aufmerksamkeit zukommen zu lassen, ist oft viel wichtiger, als tausend Dinge zu tun.
- Unter Umständen ist es nicht leicht, Signale des sterbenden Menschen zu entschlüsseln. Setzen Sie sich selbst nicht unter Druck, wenn Sie die Botschaften nicht sofort verstehen. Wenn es gelingt, die drängende Frage ‚Was soll ich jetzt tun?' ruhen zu lassen, nimmt man oft viel mehr wahr. Beispielsweise: dass die Hände kalt sind und gewärmt werden möchten. Dass die Lippen trocken und aufgesprungen sind und Pflege brauchen. Dass der Blick unruhig durch das Zimmer geistert und einen Halt sucht. Dass der Mensch ansetzt, mir etwas mitzuteilen, was ihm nicht über die Lippen will. Dann kann ich einfach sagen: „Ich höre Ihnen zu!"
- Auch seelische Nöte können sterbende Menschen quälen. Vielleicht ist ein Konflikt noch ungelöst, ein Angehöriger noch nicht da gewesen, ein letzter Wunsch nicht erfüllt. Dann kann der Mensch nicht loslassen. Wenn es noch möglich und man selbst prinzipiell dazu bereit ist, kann man den Menschen auch fragen: Haben Sie noch einen Wunsch? Kann ich etwas für Sie tun?
- Oft ist es wohltuend, wenn die unmittelbare Umgebung um das Bett liebevoll gestaltet ist. Vielleicht möchte der Mensch ein vertrautes

Bild in Sichtweite haben? Vielleicht das alte, vom vielen Tragen schon ganz weiche Schultertuch um den Nacken? Vielleicht das Lieblingsgedicht noch einmal vorgelesen bekommen oder einen Psalm? Was den Menschen jetzt noch erreicht, sind häufig ganz einfache Dinge, die unmittelbar zu ihm sprechen. Es hilft natürlich sehr, wenn man die Gelegenheit hatte, ihn zuvor länger zu begleiten und zu wissen, was ihm am Herzen liegt.

Die Angehörigen nicht vergessen

Immer wieder sind auch Angehörige in den letzten Tagen und Stunden des Menschen da. Zu erleben, wie ein naher Mensch verstirbt, ist für die Angehörigen häufig eine schwere Zeit. Trauer und Sorge, dass der Mensch vielleicht leiden muss, Unsicherheit, wenn der Kontakt erschwert ist, aber vielleicht auch unausgesprochene Dinge, die zwischen dem Menschen und seinen Angehörigen stehen … Angehörige können in dieser Zeit viel Rückhalt und Achtsamkeit brauchen. „Möchten Sie einen Kaffee? Können wir etwas tun? Bitte sagen Sie uns Bescheid, wenn Sie Fragen haben." Wer schon einmal in einer solchen Situation war, weiß: Solche kleinen Gesten tun unheimlich gut.

Mein eigenes Leben ist begrenzt

Wenn man mit alten Menschen in Pflegeeinrichtungen arbeitet und immer wieder erlebt, wie unterschiedlich das Sterben verläuft, kommt man früher oder später dahin, sich auch über das eigene Verhältnis zum Tod Gedanken zu machen. Was könnte mir wichtig werden, wenn ich einmal sterbe? Wissen meine Angehörigen von diesen Dingen?

Zu den Dingen, die man von alten Menschen (von vielen, nicht von allen!) lernen kann, gehört die Gelassenheit im Umgang mit dem bald bevorstehenden Tod. In der Heidelberger Hundertjährigen-Studie fragte die Gerontologin Kathrin Boch die hochbetagten Studienteilnehmer unter anderem, ob sie den Tod als etwas Bedrohliches wahrnahmen, oder ob sie ihn sich – umgekehrt – herbeisehnten? Bei den meisten Teilnehmern war weder das eine noch das andere der Fall: Sie hatten noch Lebenswillen, aber ohne den Tod als Feind wahrzunehmen. Eine alte Dame brachte diese Haltung auf den Punkt: „Ich bin bereit, jeden Tag zu gehen – nur heute und morgen nicht!“[45]

Abschied nehmen

Der Tod gehört in einer Pflegeeinrichtung zum Alltag. Ihn nicht zu verdrängen, ihn auch nicht zur Routine werden zu lassen, ist nicht einfach. Dazu gehört die Frage: Was für eine Abschiedskultur haben wir?

Viele alte Menschen haben es noch erlebt, dass am offenen Sarg Abschied genommen wurde. Niemand hat es als unheimlich empfunden, einem Verstorbenen auf diese Weise ein letztes Mal zu begegnen.

In heutigen Pflegeeinrichtungen geht der Abschied meist sehr rasch vonstatten. Das Beerdigungsunternehmen wird angerufen und übernimmt alles Weitere. Innerhalb weniger Stunden ist der Mensch, der zuvor vielleicht jahrelang im Haus gelebt hat, verschwunden. Vielleicht erinnert ein Bild oder eine Todesanzeige an zentraler Stelle noch eine Weile an ihn, gibt Anstoß, an ihn zu denken und die mit ihm erlebte Zeit Revue passieren zu lassen.

45 Jopp et al., 2013, S. 55

Ich habe noch Zeiten erlebt, da war es verpönt, in einer Einrichtung sichtbar etwas zum Gedenken aufzustellen. Es hieß: Wir können es den anderen Bewohnern doch nicht zumuten, dass sie auf diese Weise ständig an den Tod erinnert werden! Sicher: Zu lesen, dass wieder jemand verstorben ist, mag traurig stimmen. Aber stellen Sie sich einmal die umkehrte Situation vor: Mitbewohner „verschwinden", sind einfach nicht mehr da, weil ihrer nicht gedacht und über ihr Versterben nicht gesprochen wird! Auch wenn die Menschen in einer Pflegeeinrichtung nicht immer wie eine Lebensgemeinschaft zusammenleben, nehmen sie einander doch wahr.

Ich habe einmal zwei schwer pflegebedürftige Bewohnerinnen erlebt, die am Tisch immer nebeneinander saßen. Ich habe sie nie ein Wort miteinander wechseln sehen. Eines Tages ist die eine Frau verstorben, ihr Platz blieb leer. Schlagartig verschlechterte sich in den Tagen darauf bei der anderen Frau das Allgemeinbefinden. Wenige Wochen später war auch sie verstorben. Das mag ein Zufall gewesen sein, aber wir im Team hatten damals doch den Eindruck, dass es zwischen den beiden Frauen irgendeine Verbindung gegeben haben muss, die wir nie wahrgenommen haben. Ich stelle es mir im Gegenteil sehr tröstlich vor, als Mitbewohnerin zu wissen: Auch meiner wird gedacht werden, wenn meine Stunde gekommen ist. Ich werde nicht stillschweigend verschwinden, als hätte es mich nie gegeben.

Abschiedskultur, so schreiben Wilkening & Kunz (2003) in ihrem Buch „Sterben im Pflegeheim", ist mehr als Sterbekultur: „Es geht nicht nur um das, was während des Sterbens geschieht, sondern auch um das, was vorher und nachher geschieht." [46] Dabei sind Rituale wichtig, die es erlauben,

46 Wilkening & Kunz, 2003, S. 111

den Tod eines Menschen als Ereignis der Gemeinschaft wahrzunehmen. Es ermöglicht den einzelnen Menschen auch, Gedanken und Gefühle auszudrücken und Zuspruch zu erfahren. Wenn es keine Abschiedskultur gibt, ist jeder in der Situation mit sich alleingelassen.

So wird im Umgang mit dem Sterben oftmals auch die Teamkultur einer Einrichtung offensichtlich. Wenn ein Mitarbeiter um einen Heimbewohner weint, wird er dann im Team aufgefangen? Oder gilt er als „zu sensibel für den Job"? Wie wird es im Team aufgenommen, wenn ein Kollege darum bittet, einen Dienst zu tauschen, um an der Beerdigung eines Bewohners teilzunehmen?

Abschied nehmen von den Angehörigen

Während der Zeit, in der ein Mensch im Pflegeheim lebt, entstehen immer wieder auch Kontakte zu seinen Angehörigen. Manchmal gestaltet sich der Kontakt schwierig, aber ich habe auch sehr oft ein herzliches Verhältnis zwischen Mitarbeitenden und Angehörigen erlebt, bei dem Angehörige nach einer Weile zur Hausgemeinschaft quasi dazugehörten. Verstirbt dann der alte Mensch, ist das wie ein doppelter Abschied: von ihm selbst und von seinen Angehörigen.
Für die Einrichtungsleitung steht nach dem Tod eines Bewohners rasch die Frage an, wie sein Zimmer neu belegt werden kann. Mitarbeitende sollten darüber nicht vergessen, auch von den Angehörigen bewusst Abschied zu nehmen. Dabei werden Sie immer wieder erleben, dass mit dem Tod eines nahen Menschen für seine Angehörigen ebenfalls ein Lebensabschnitt endet. Tausend Angelegenheiten sind zu regeln (das Ausräumen des Pflegeheimzimmers ist nur eine davon). Wenn Sie diese Situation als Angehöriger

selbst schon erlebt haben, wissen Sie, dass ein ermutigendes Wort oder kleine Unterstützungsangebote wirklich guttun können. Deshalb: Auch wenn eine regelrechte Nachbetreuung von Angehörigen nur selten möglich ist, vergessen Sie diese kleinen Gesten nicht. Sie helfen auch, dass die Einrichtung in guter Erinnerung bleibt.

17. Gut in Kontakt mit alten Menschen mit Migrationshintergrund

Wussten Sie, dass rund ein Fünftel der in Deutschland lebenden Menschen einen Migrationshintergrund hat, diese Menschen also nicht hier geboren wurden, sondern irgendwann im Laufe des Lebens hierhergekommen sind? In Pflegeheimen ist der Anteil möglicherweise noch höher.

Es ist problematisch, von „den" Menschen mit Migrationshintergrund zu sprechen: Die Menschen sind als Personen unterschiedlich und kommen aus unterschiedlichen Kulturkreisen. Manche sind hierhergekommen, um zu bleiben, anderen hatten den Plan, im Alter wieder „heim" zu gehen. Doch ganz gleich, ob gewollt oder nicht: Für viele ist es eine Tatsache geworden, dass sie hier ihr Alter verbringen. Die Hilfe und Unterstützung, die sie dabei brauchen, wird häufig von den Familien selbst geleistet.

Für uns ist es mittlerweile fast selbstverständlich ist, dass man im Alter Hilfe von Menschen in Anspruch nimmt, die dafür ausgebildet sind, Geld erhalten und die man nicht kennt; in vielen anderen Ländern und Kulturen auf der

Welt scheint das eine ziemlich seltene Problemlösung zu sein, aber immer häufiger kommen auch alte Menschen mit Migrationshintergrund ins Pflegeheim.

Wenn ein Mensch alt ist und Hilfe braucht, wächst häufig sein Bedürfnis nach etwas Vertrautem, was Geborgenheit schafft. Vertraut ist die Kultur, in der ich aufgewachsen bin, vertraut sind die Menschen, mit denen ich mein Leben verbracht habe und die meine Kultur teilen. Und nun, im Pflegeheim? Eine Welt, die an sich schon vielen Menschen fremd ist. Dabei sind viele Pflegeheime längst „multikulti", schließlich besteht ein Großteil der Belegschaft aus Menschen mit einem Migrationshintergrund.

Seit mehreren Jahren gibt es Konzepte für eine ‚kultursensible Altenhilfe'. Ziel ist es, besser als bisher auf die Bedürfnisse von Menschen mit Migrationshintergrund einzugehen. Solche Konzepte sind aber in den meisten Pflegeheimen noch nicht umgesetzt.

Was können Sie tun, wenn Sie Bewohnerinnen und Bewohner mit Migrationshintergrund betreuen?

- Informieren Sie sich darüber, woher der Bewohner kommt und wie lange er schon in Deutschland lebt. Angehörige können hilfreich sein und erklären, was dem Menschen in seiner Kultur wichtig ist und was in unserer möglicherweise häufig nicht beachtet wird.

- Fragen Sie nach Sitten und Gebräuchen, die für den alten Menschen eine Bedeutung haben. Wir denken da häufig nur an große Dinge wie Feiertage oder große Lebensereignisse wie Hochzeiten, aber Kultur betrifft ja oftmals auch ganz alltägliche Dinge. Denken Sie allein an die unterschiedlichen Arten, Tee zu machen! Und bedenken Sie dabei immer: Nur weil jemand aus einem bestimmten Land stammt, muss für ihn nicht all das gelten, was Sie über die Kultur des Landes irgendwo gelesen haben. (Vielleicht kennen Sie Vorstellungen anderer Nationen über den „typischen Deutschen". Würden Sie sich in diesen Bildern wiederfinden?) Am besten ist immer noch das Gespräch mit dem Menschen selbst oder, wenn das nicht möglich ist, mit seiner Familie.
- Vielleicht kommen Sie bei diesen Gesprächen auch auf Ideen, wie Sie das, was für den Menschen wichtig ist, in seinen gegenwärtigen Alltag holen können. Pflegekräfte haben mir einmal von einer russischstämmigen demenzerkrankten Dame erzählt, die sich jeden Morgen weigerte, sich pflegen zu lassen. Eines Tages kam ein Mitarbeiter auf die Idee, beim Eintreten ins Zimmer der Dame auf Russisch „Guten Morgen" zu sagen. Sie war wie verwandelt! Er hat es den anderen Mitarbeitenden dann auch beigebracht.

Seien Sie wachsam, wenn es Ihnen passiert, dass Sie Dinge negativ bewerten, weil sie möglicherweise von Ihrem Weltbild abweichen. Wenn uns etwas seltsam oder komisch vorkommt, sind wir oft irritiert und schnell dabei, den Kopf zu schütteln: Wie kann man nur …

Ein hier häufig gebrauchtes Beispiel ist die Art und Weise, wie in unterschiedlichen Kulturen Schmerzen zum Ausdruck gebracht werden. Bei uns galt bis

vor Kurzem die Regel „Zähne zusammenbeißen". Und wir reagieren immer noch empfindlich, wenn jemand anderer in unseren Augen zu sehr „jammert". Es gibt aber Kulturen, in denen es üblich ist, seine Schmerzen und die damit verbundenen Gefühle sehr deutlich zu äußern.[47] Es würde dort auf Unverständnis stoßen, wenn jemand nach unserer Manier sein Leid „in sich hineinfressen" würde.
Dieses Beispiel zeigt auch, dass Kultur viel mehr ist als Sitten und Gebräuche. Es sind Weisen, die Welt zu betrachten und zu interpretieren. Wenn Sie auswandern würden, gäbe es sicher vieles, was Sie trotzdem ihr Leben lang aus Überzeugung beibehalten würden. Es würde Sie verletzen, wenn man Ihnen im anderen Land versuchen würde klarzumachen, dass Sie „falsch liegen".

Ein besonderes Problem bei Demenz: Es kann passieren, dass jemand das Deutsch, das er einmal konnte, wieder vergisst und sich nur noch in seiner Muttersprache ausdrücken kann. Dann ist die Kommunikation zusätzlich erschwert. Vielleicht gibt es einen Kollegen oder eine Kollegin in Ihrem Team, die aus demselben Land kommt und helfen kann?

Last but not least: Seien Sie barmherzig mit sich und dem alten Menschen. Interkulturelle Kommunikation kann immer wieder eine Herausforderung sein, und es gibt ganze Bücher über typische Missverständnisse. Wenn Sie merken, dass die Kommunikation nicht gelingen will, suchen Sie nicht gleich einen Fehler, weder bei dem anderen noch bei sich selbst.

---

47 Hax-Schoppenhorst & Jünger, 2015

Da sollten wir uns öfter auf das schöne Sprichwort aus China besinnen: Der kürzeste Weg zwischen zwei Menschen ist ein Lächeln.

V.
Typisch Alter!

Eine kleine Übung zum Schluss: Schreiben Sie fünf Eigenschaften auf, die Ihnen als Erstes in den Sinn kommen, wenn Sie den folgenden Satz vervollständigen: „Alte Menschen sind …“

Jeder von uns hat seine Altersbilder. Von diesen Bildern sind wir geprägt, meistens ohne es zu merken. In Altersbildern sind viele Dinge über das enthalten, was unserer Ansicht nach …

- … im Alter „typisch“ ist
- … zu einem „guten“ Alter gehört
- … „man/frau“ im höheren Alter tun oder nicht tun sollte.

Unsere Altersbilder beeinflussen unser Verhalten gegenüber alten Menschen.

Ein Beispiel: Als ich vor mehr als zwanzig Jahren in einem Altenpflegeheim arbeitete, wohnte im angrenzenden Betreuten Wohnen ein Ehepaar. Für unsere Stationsleiterin waren diese beiden so etwas wie ein „Skandal-Paar“. Warum? Weil sie, beide über 90 Jahre alt und seit mehr als 50 Jahren verheiratet, immer noch Händchen haltend auf der Parkbank saßen und sich verliebte Blicke zuwarfen. In diesem Alter!

Jede Zeit hat ihre Altersbilder. Wir kommen permanent damit in Berührung und übernehmen vieles nach und nach. Diese Bilder hängen auch zusammen mit den alten Menschen, denen wir im Laufe unserer Biografie begegnet sind, und damit, in welcher Weise diese uns geprägt haben. Und nicht zuletzt mit unseren eigenen Wünschen und Vorstellungen, wie wir alt werden wollen.

Altersbilder beeinflussen auch das Verhalten älterer Menschen selbst. „Ach, in meinem Alter …", sagt Frau D. verschämt und räumt eine ganze Garnitur Kleider aus ihrem Schrank, die sie ihrer Meinung nach nicht mehr anziehen kann. Viele ältere Menschen lehnen negative Altersbilder ab: ‚So bin ich nicht! Die anderen vielleicht, aber ich nicht.' Trotzdem haben Altersbilder eine Wirkung: Forschungsprojekte haben gezeigt, dass die Leistungsfähigkeit älterer Menschen unterschiedlich ist, je nachdem, ob man ihnen unmittelbar vor dem Test einen positiven oder einen negativen Text über das Alter zu lesen gegeben hat. Ein positiver Text führte zu besseren Leistungen. Man muss sich seine Altersbilder nicht abgewöhnen. Es geht lediglich darum, sich von Zeit zu Zeit klarzumachen, dass sie nicht die ganze Wahrheit ausmachen.

Typisch Betreuungskräfte?

Wir haben in dieses Buch bewusst viele Beispiele aus dem Alltag aufgenommen. Wer schon länger als Betreuungskraft arbeitet, wird einiges wiedererkennen, was er oder sie selber schon erlebt hat; und wer neu in diesem Bereich arbeitet, kann auf diese Weise vielleicht so manche Situation aus seinem Alltag besser einschätzen.

Jeder, der mit alten Menschen zu tun hat, lernt schnell, dass Theorie und Plan das eine sind, dass uns der Alltag aber oft vor Situationen stellt, für die wir keinen Plan hatten … Genau das macht die Tätigkeit oftmals so spannend und abwechslungsreich!

Auch erfahrenen Betreuungsassistenten kann es so gehen wie dem Mitarbeiter in dem schönen Film „Der Tag, der in der Handtasche verschwand". Falls Sie den Film nicht kennen: Ich kann ihn sehr empfehlen. Er zeigt den Alltag der Frau Mauerhoff, einer Pflegeheimbewohnerin mit Demenz. Die Regisseurin und Kamerafrau, Marion Kainz, folgt ihr mit der Kamera. Und so sieht der Zuschauer unweigerlich die Welt ein Stück weit aus ihrer Perspektive.

In diesem Film ereignet sich folgende Situation: Es pfeift jemand, die Zimmertür öffnet sich, herein schaut ein Mitarbeiter und streckt Frau Mauerhoff, die an ihrem Tisch sitzt, einen Blumenstrauß entgegen: „Ist *das* nicht ein Strauß?" – „Ja, das ist ein Strauß", kommentiert sie trocken. – „Riecht gut!", findet der Mitarbeiter. – „Ja!", bestätigt sie, nachdem sie an den Blumen geschnuppert hat. Und nun? Der Mitarbeiter (es könnte eine Betreuungskraft sein) setzt an: „Ich bin so herzlich unkreativ. Könnten Sie mit mir diesen Strauß binden?" Frau Mauerhoff bleibt unbeeindruckt. „Nein, da bin ich nicht für …", sagt sie. „Nein? Also, letztes Mal haben Sie mir das aber ganz toll gezeigt!", wendet der Mitarbeiter ein und verschwindet unbeirrt im Badezimmer, um die „Aktivierungseinheit" vorzubereiten. „Der geht mir auf den Wecker …", murmelt Frau Mauerhoff. Der Mitarbeiter taucht wieder auf, breitet die Blumen auf dem Tisch aus und legt los: „Ist das eine Rose?" – „Ja." – „Eine besondere Rose?" – „Nein, eine ganz normale Rose", stellt Frau Mauerhoff mit steinerner Miene fest. – „Riecht gut!" – „Riecht überhaupt nicht!" – „So, was machen wir nun …" Das ist der Moment, in dem Frau Mauerhoff der Kragen platzt: „Gar nichts machen wir! Dieses Gequatsche geht einem ja auf den Geist! Verschwinden Sie!"

Man kann sich vorstellen, was geschehen ist: Da wollte der Mitarbeiter eine gelungene Aktivierungseinheit wiederholen. Wahrscheinlich stand in der

Dokumentation: „Frau Mauerhoff liebt Blumen." Und als Frau Mauerhoff nicht „mitspielte", muss er sich gesagt haben: „Nicht aufgeben, die steigt schon noch ein …" – Denkste! Was gestern schön war, funktioniert heute vielleicht nicht mehr. Falls Sie selbst gern Blumen binden sollten: Wollen Sie das zu jeder beliebigen Zeit tun, oder dann, wenn Sie Lust darauf haben?

Betreuungskräfte nach § 43b, § 53b, § 87b SGB XI … es ist schon seltsam, dass ausgerechnet für eine Tätigkeit, bei der so viel Empathie, Sensibilität und gesunder Menschenverstand gefragt sind, eine so bürokratische Bezeichnung entstanden ist! Und das in unserer Zeit, in der immer mehr Menschen gebraucht werden, die bereit sind für den Umgang mit alten Menschen und die dabei die nötige Geduld und Phantasie aufbringen …

Bewahren Sie sich immer eine Offenheit für das, was jetzt im Augenblick wichtig ist. Auch Humor gehört zu den ganz wichtigen Faktoren, um gut mit alten Menschen umgehen zu können. – Aber Moment mal, nur mit alten Menschen?

Literaturverzeichnis

Teil II: Der Beruf der „Zusätzlichen Betreuungskraft"

GKV-Spitzenverband. Richtlinien nach § 53b SGB XI zur Qualifikation und zu den Aufgaben von zusätzlichen Betreuungskräften in stationären Pflegeeinrichtungen (Betreuungskräfte-RL) vom 19. August 2008 in der Fassung vom 01.01.2020

Otto., C. (2017). Betreuung als Teamaufgabe. *Altenpflege*, 42 (9), 28–31

Schäufele, M., Köhler, L, Hendlmeier, I., et al. (2013). Prävalenz von Demenzen und ärztliche Versorgung in deutschen Pflegeheimen: eine bundesweite repräsentative Studie. *Psychiatrische Praxis*, 40, 200–206

Schwinger, A., & Geerdes, S. (2011). Evaluation der Betreuungskräfte-Richtlinie gem. § 87b Abs. 3 SGB XI. Abschlussbericht. Berlin: IGES-Institut GmbH

Teil III: Lebens- und Arbeitsort stationäre Pflegeeinrichtung

Bär, M. (2017). Lebensqualität im Pflegeheim – Alte Menschen erzählen. Eine qualitative Interviewstudie. Unveröffentlichter Abschlussbericht. Zusammenfassung erhältlich unter: https://www.apz-mkk.de (letzter Zugriff 19.12.2018)

Kuratorium Deutsche Altershilfe (2012). Die 5. Generation: KDA-Quartiershäuser. Reihe: Zukunft gestalten. Ansätze für die Praxis. Köln: KDA

Restany, P. (2003). Die Macht der Kunst. Hundertwasser, der Maler-König mit den fünf Häuten. Köln: Taschen Verlag

Schröder-Siefker, G. (2009). Strukturen und Aufgabenbereiche in Alten- und Pflegeheimen. In M. Haubrock & W. Schär (Hrsg.), Betriebswirtschaft und

Management in der Gesundheitswirtschaft (5. Auflage) (S. 152–180). Bern: Huber

Simon, M. (2013). Das Gesundheitssystem in Deutschland. Eine Einführung in Struktur und Funktionsweise (4. Auflage). Bern: Verlag Hans Huber

Spangenberg, L., Glaesmer, H., Brähler, E., et al. (2012). Nachdenken über das Wohnen im Alter. Einflussfaktoren auf wohnbezogene Zukunftspläne und Wohnpräferenzen in einer repräsentativen Stichprobe ab 45-Jähriger. *Zeitschrift für Gerontologie & Geriatrie*, 46 (3), 251–259

Statistisches Bundesamt (Destatis) (2018). Pflegestatistik. Pflege im Rahmen der Pflegeversicherung. Deutschlandergebnisse 2017. https://www.destatis.de (letzter Zugriff 19.12.2018)

Techtmann, G. (2015). Die Verweildauern sinken. Statistische Analysen zur zeitlichen Entwicklung der Verweildauer in stationären Pflegeeinrichtungen. https://alters-institut.de (letzter Zugriff 20.12.2018)

Teil IV: Praxis der Betreuung

Altenpflege Heute (2010). Lehrbuch. München: ElsevierBär, M. (2010). Sinn erleben im Angesicht der Alzheimerdemenz. Ein anthropologischer Bezugsrahmen. Marburg: Tectum

Baer, U., & Schotte-Lange, G. (2017). Das Herz wird nicht dement – Ratgeber für Pflegende und Angehörige (9. Auflage). Weinheim: Beltz

Bartholomeyczik, S., Halek, M., Sowinski, C., et al. (2006). Rahmenempfehlungen zum Umgang mit herausforderndem Verhalten bei Menschen mit Demenz in der stationären Altenhilfe. https://www.bundesgesundheitsministerium.de (letzter Zugriff 04.08.2018)

Becker, S., Kaspar, R., & Kruse, A. (2011). Heidelberger Instrument zur Erfassung der Lebensqualität demenzkranker Menschen (H.I.L.DE.). Bern: Huber

Berendonk, Ch. (2015). Den Menschen als Ganzes sehen. Wie Mitarbeitende in Pflegeheimen Biografiearbeit erleben und beschreiben. Marburg: TectumBerendonk, C., Stanek, S., Schönit, M., Kaspar, R., & Kruse, A. (2010). Individuell pflegen: Vom „Bauchgefühl“ zum Pflegekonzept. *Pflegezeitschrift*, 63(6), 355–358

BertelsmannStiftung (2015). Faktencheck Gesundheit. Regionale Unterschiede und Einflussfaktoren. Online-Ressource (https://faktencheck-gesundheit.de, 16.08.2017)

Deutsches Netzwerk für Qualitätsentwicklung in der Pflege (Hrsg.) (2018). Expertenstandard Beziehungsgestaltung in der Pflege von Menschen mit Demenz. Hochschule Osnabrück

Ende, Michael (1973). Momo. Stuttgart: Thienemanns

Förster, H. v. (1993). KybernEthik. Berlin: Merve Verlag

Hagg-Grün, U. (2018). Kommunikationsstörungen. In A. Zeyfang, M. Denkinger & U. Hagg-Grün (Hrsg.), Basiswissen Medizin des Alterns und des alten Menschen (S. 67–72). Heidelberg: Springer

Hanisch-Berndt, J., & Göritz, M. (2005). Gemeinschaft und Vereinsamung in Einrichtungen der stationären Altenhilfe. http://www.diplomarbeit-altenhilfe.de (letzter Zugriff: 22.12.2018)

Hax-Schoppenhorst, Th., & Jünger, S. (2015). Schritte in den Schuhen der anderen. Über die Notwendigkeit einer kultursensiblen Pflege. *PADUA*, 10 (4), 270–275

James, I. (2011). Herausforderndes Verhalten bei Menschen mit Demenz. Hrsg. Dt. Ausgabe: Detlef Rüsing. Bern: Huber

Jopp, D., Rott, Chr., Boerner, K., et al. (2013). Zweite Heidelberger Hundertjährigen-Studie: Herausforderungen und Stärken des Lebens mit 100 Jahren. Stuttgart: Robert-Bosch-Stiftung. https://www.gero.uni-heidelberg.de (letzter Zugriff: 22.12.2018)

Maercker A. (Hrsg.) (2015). Alterspsychotherapie und klinische Gerontopsychologie. Heidelberg: Springer

Matolycz, E. (2013). Fallverstehen in der Pflege von alten Menschen. Heidelberg: Springer

Perrar, K., Sirsch, E., & Kutschke, A. (2011). Gerontopsychiatrie für Pflegeberufe (2. Auflage). Stuttgart: Thieme

Phinney, A., & Chesla, C. A. (2003). The lived body in dementia. *Journal of Aging Studies*, 17, 283–299

Richard, Nicole (2010). Sie sind sehr in Sorge – Die Innenwelt von Menschen mit Demenz gelten lassen. *Curaviva*, 2, 4–9

Robert-Koch-Institut (2010). Depressive Erkrankungen. Gesundheitsberichterstattung des Bundes, Heft 51. https://www.rki.de (letzter Zugriff: 22.12.2018)

Rogers, C., & Stevens, B. (1984). Von Mensch zu Mensch. Möglichkeiten, sich und anderen zu begegnen. Paderborn: Junfermann

Schmidl, M. (2016). Angehörige von Pflegeheimpatientinnen als Adressatinnen von Palliative Care. In M. Kojer & M. Schmidl (Hrsg.), Demenz und Palliative Care in der Praxis (2. Auflage) (S. 318–329). Wien: Springer

Scholz-Weinrich, G., & Graber-Dünow, M. (2015). Lebensraum Bett. Bettlägerige alte Menschen im Pflegealltag. Hannover: Schlütersche

Schützendorf, E. (2010). Wer pflegt, muss sich selbst pflegen. Belastungen in der Altenpflege meistern (2. Auflage). Wien: Springer

Schwarz, R. (2009). Supervision in der Pflege. Auswirkungen auf das professionelle Handeln Pflegender. Wiesbaden: VS Research

Stanek, S., Berendonk, C., Schönit, M., et al. (2010). Individuelle Erlebnisräume für Menschen mit Demenz gestalten. Das DEMIAN-Projekt. *PADUA*, 4, 42–49

Warnken, C. (2007). Palliativpflege in der stationären Altenpflege. Hannover: Schlütersche

Watzlawick, P. (2011). Man kann nicht nicht kommunizieren: das Lesebuch. Bern: Huber

Wehner L., Brinek, Th., & Herdlitzka, M. (2010). Kreatives Konfliktmanagement im Gesundheits- und Krankenpflegebereich. Wien: Springer

Wenger, S. (2010). Drei kleine Schritte können die ganze Welt verändern. *Curaviva*, 9, 12–15

Werner, S. (2016). Deprivationsprophylaxe bei Menschen mit Demenz. *NOVAcura*, 6, 49–50

Wilkening, K., & Kunz, R. (2003). Sterben im Pflegeheim. Perspektiven und Praxis einer neuen Abschiedskultur. Göttingen: Vandenhoeck & Ruprecht

Wohlfahrtswerk für Baden-Württemberg (Hrsg.) (2015). Lehrbuch für Betreuungsassistenten. Alles für die praktische Umsetzung. Hannover: Vincentz Network

Zegelin, A. (2005). „Festgenagelt sein" – Der Prozess des Bettlägerigwerdens durch allmähliche Ortsfixierung. *Pflege*, 18, 281–288

Sowie:

Kainz, M. (2000). Der Tag, der in der Handtasche verschwand. Dokumentarfilm.

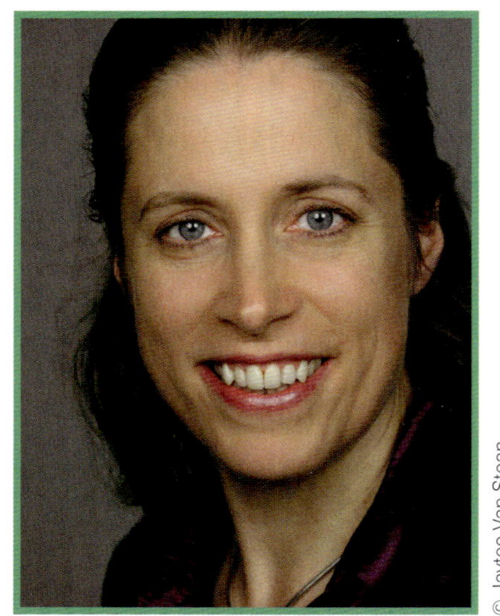

© Jaytee Van Stean

Die Autorin

Dr. Marion Bär ist promovierte Gerontologin. Durch ihre Mitarbeit an zahlreichen Forschungsprojekten kennt sie die Anforderungen an die Betreuung und Pflege älterer Menschen sowohl aus praktischer als auch aus wissenschaftlicher Sicht.